常见病预防与调养丛书

糖尿病
预防与调养

主编 葛惠玲 郭 力

TANGNIAOBING
YUFANGYUTIAOYANG

U0334932

中国中医药出版社
·北京·

图书在版编目（CIP）数据

糖尿病预防与调养 / 葛惠玲，郭力主编 . —北京：中国中医药出版社，2016.9

（常见病预防与调养丛书）

ISBN 978 – 7 – 5132 – 3165 – 7

Ⅰ.①糖…　Ⅱ.①葛…　②郭…　Ⅲ.①糖尿病—防治　Ⅳ.① R587.1

中国版本图书馆 CIP 数据核字（2016）第 017336 号

中国中医药出版社出版

北京市朝阳区北三环东路 28 号易亨大厦 16 层
邮政编码　100013
传真　010 64405750
三河市宏达印刷有限公司印刷
各地新华书店经销

开本 880×1230　1/32　印张 9.25　字数 270 千字
2016 年 9 月第 1 版　2016 年 9 月第 1 次印刷
书号　ISBN 978 – 7 – 5132 – 3165 –7

定价　27.00 元
网址　www.cptcm.com

社长热线　010 64405720
购书热线　010 64065415　010 64065413
微信服务号　zgzyycbs

书店网址　csln.net/qksd/
官方微博　http：//e.weibo.com/cptcm
淘宝天猫网址　http：//zgzyycbs.tmall.com

《糖尿病预防与调养》编委会

内容提要

本书从认识糖尿病开始，详细介绍了糖尿病的基础知识、糖尿病的预防及调养方案，内容涉及糖尿病的饮食调养、运动调养、药物调养、中医调养及生活调养等方面。

"爱心小贴士"从医生的角度，以一问一答的方式针对读者关心的预防、调养以及生活中的注意事项等方面的疑问给出解答，方便读者找到适合自己的预防及调养方案。

本书实用性强，适合有预防糖尿病需要的人群、糖尿病患者及其家属阅读，也可供医护人员参考使用。

远离疾病，做自己的健康管家

我们每个人都希望自己健康长寿，然而"人吃五谷杂粮而生百病"，生老病死是客观的自然规律。在日常生活中，经常会有各种疾病找上门来，干扰我们的生活，甚至剥夺我们的生命。其实，生病就是疾病在生长！如果想要阻止疾病的生长，首先得知道生病的原因是什么，据此而预防疾病，调养身体。

从营养学的角度而言，人生病的原因可分为两大类：第一，各种细菌和病毒的入侵，比如感冒、流行病等；第二，不良生活方式导致的疾病，比如高血压、糖尿病等。无论是哪种原因，疾病都会导致人体细胞异常，继而发生各种不同的症状。从中医学的角度分析，人之所以会生病，主要有两方面原因：一是人自身抵抗力的下降——正气不足，二是外界致病因素过于强大——邪气过盛。在疾病过程中，致病邪气与机体正气之间的盛衰变化，决定着病机的虚或实，并直接影响着疾病的发展变化及其转归。

"未雨绸缪"，"未晚先投宿，鸡鸣早看天"，凡事预防在先，这是中国人谨遵的古训。"不治已病治未病"是早在《黄帝内经》中就提出来的防病养生谋略，是至今为止我国卫生界所遵守的"预防为主"战略的最早思想，它包括未病先防、已病防变、已变防渐等多个方面的内容，这就要求人们不但要治病，而且要防病，不但要防病，而且要注意阻挡病变发生的趋势，并在病变未产生之前就想好能够采用的救急方法，这样才能达到"治病十全"的"上工之术"。

中医学历来重视疾病的预防。一是未病养生，防病于先：指未患病之前先预防，避免疾病的发生，这是老百姓追求的最高境界。二是欲病施治，防微杜渐：指在疾病无明显症状之前要采取措施，治病于初始，避免机体的失衡状态继续发展。三是已病早治，防止传变：指疾病已经存在，要及早诊断，及早治疗，防其由浅入深，或发生脏腑之间的传变。另外，还有愈后调摄、防其复发：指疾病初愈，正气尚虚，邪气留恋，机体处于不稳定状态，脏腑功能还没有完全恢复，此时机体或处于健康未病态、潜病未病态，或欲病未病态，故要注意调摄，防止疾病复发。要想拥有健康的身体，就要学会预防疾病，做到防患于未然。

鉴于此，我们组织编写了"常见病预防与调养丛书"，本丛书以"未病应先防，患病则调养"的理念，翔实地介绍了临床常见病的病因、病症和保健预防、调养等，帮助人们更加具体地了解常见疾病的相关知识。让广大读者远离疾病，做自己的健康管家！

　　"常见病预防与调养丛书"目前推出了临床常见病——糖尿病、高血压、高脂血症、肥胖症、脂肪肝、冠心病、妇科疾病、妊娠疾病、产后疾病、乳腺疾病、月经疾病、小儿常见病等疾病的预防与调养，未来还将根据读者需求，陆续出版其他常见病的预防与调养书册，敬请广大读者关注。

编者

2016 年 8 月

编写说明

....

随着经济的发展、人们生活水平的提高，糖尿病患者人数正在以惊人的速度增长，糖尿病已成为当今世界威胁人类健康和生命的三大顽症之一，其死亡率仅次于心脑血管疾病与癌症，发病率居三大顽疾之首。糖尿病同时也给患者的正常工作和生活都带来了极大的不便和困扰。

糖尿病属于常见的内分泌代谢疾病，是由于胰腺产生和释放的胰岛素绝对或相对不足，或者是由于胰岛素本身问题及其他原因引起糖、脂肪、蛋白质、水及电解质代谢紊乱的一种综合病症。说到底，糖尿病就是一种生活方式病，饮食习惯及生活方式对其发病有重要影响。虽说目前对于糖尿病尚无可以根治的方法，但我们可以通过综合治疗对其进行控制，并防止或延缓并发症的发生。因此，为了宣传普及对糖尿病的防病治病常识，我们编写了本书。

本书从认识糖尿病开始，详细介绍了糖尿病的基础知识、糖尿病的预防及调养方案，涉及糖尿病的饮食调养、运动调养、药物调养、中医调养及生活调养等方面内容。

"爱心小贴士"从医生的角度，以一问一答的方式针对读者关心的预防、调养以及生活中的注意事项等方面的疑问给出解答，方便读者找到适合自己的预防及调养方案。

本书实用性强，适合有预防糖尿病需要的人群、糖尿病患者及其家属阅读，也可供医护人员参考使用。

由于编写经验和学识有限，若有错误及不当之处，恳请广大读者与专家提出宝贵意见，以便再版时修订与完善。

编者
2016 年 8 月

目 录

第五章　糖尿病的药物调养　183

第七章　糖尿病的生活调养　263

参考文献　279

第一章

认识糖尿病

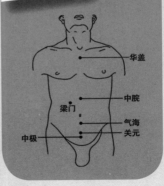

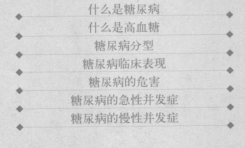

第一节　什么是糖尿病

现代医学认为，糖尿病是由于胰腺产生和释放的胰岛素绝对或相对不足，或者是胰岛素本身问题及其他原因引起糖、脂肪、蛋白质、水及电解质代谢紊乱的一种综合病症。主要表现为易饥、多食、多饮、多尿伴体重下降，化验检查血糖升高并出现尿糖。实际上，并不是所有糖尿病患者的尿中都有糖，尿中有糖的也不一定都是糖尿病，确诊糖尿病的关键是血糖是否升高到一定水平。

糖尿病是一种严重的代谢性疾病，若长时间得不到治疗或控制，就会造成肾、眼、神经、心脏和血管等组织、器官病变，进一步发展，便会导致肾衰竭、失明、下肢坏疽、中风或心肌梗死，最终危及生命。糖尿病患者的死亡率很高，它同心脑血管疾病和癌症并称为危害人类健康的三大杀手。

中医将糖尿病归属为"消渴病"的范畴。其病因与先天禀赋不足、饮食失节、情志失调、肾精亏损等因素有关。阴虚燥热为其主要病机，病变主要涉及肺、脾、肾三脏，代谢紊乱是消渴病的物质基础。

糖尿病是一个复杂的、非传染性的慢性疾病，如何治疗及控制血糖是一个长期的、持久的任务。多数糖尿病患者对糖尿病的知识了解甚少，导致对糖尿病的控制长期处于非常不理想的状态，久而久之，导致了多种严重并发症的发生。虽然糖尿病病因至今仍然不清楚，但是医学界一致认为，糖尿病是可以防治的，且饮食调养是最主要、最基础的方法。若再加上适当的体育锻炼、合理的用药、及时的自我检测及一定的心理调养，就可在防治糖尿病方面取得满意的效果。

第二节　什么是高血糖

一、高血糖给人体带来的损害

血糖是指血液中含有的葡萄糖，血糖值表示血液中葡萄糖的浓度。短时间、一次性的高血糖对人体无严重损害。比如在应激状态下或情绪激动、高度紧张时，可出现短暂的高血糖；一次进食大量的糖类，也可出现短暂高血糖。然而长期的高血糖却会使全身各个组织器官发生病变，导致急慢性疾病或并发症的发生。如胰腺功能衰竭、失水、电解质紊乱、营养缺乏、抵抗力下降、肾功能受损、神经病变、眼底病变等。下面具体说说，高血糖给人体带来的损害。

◎ 血液易凝结，毛细血管易堵塞

虽然葡萄糖作为维持生命的能量来源是非常重要的，但如果过多也会产生反作用。如果血液中的葡萄糖过剩，血液会变得黏稠、易凝结，毛细血管也易发生堵塞。另外，血液中的红细胞会失去柔韧性，使输送氧和营养素的能力下降。更为严重的是，如果血液中的葡萄糖损伤了血管壁，胆固醇等就会从伤口处渗入进来，导致动脉硬化。

这一切均是由胰岛素分泌不足而引发的症状。不过，如果胰岛素分泌过剩，同样也是危险的。胰岛素虽然具有将糖输送至细胞的功能，但是它同时也具有合成甘油三酯的作用。因此，如果因饮食过量而造成胰岛素分泌增加，那么，那些没有作为能量消耗的葡萄糖就会被作为甘油三酯蓄积下来，反而降低胰岛素的功效，为弥补胰岛素功效的不足，这时会进一步促进分泌胰岛素，由此反复而形成恶性循环。

长期葡萄糖摄入过量会导致肥胖，而肥胖是促使糖尿病发病的最主要的原因之一，而且很容易引发高脂血症。高脂血症是导致动脉硬化的原因之一，而动脉硬化往往会引起心肌梗死和脑血栓等疾病。

◎ 严重失水

由于高血糖可引起渗透性利尿，使尿量增加，故可导致机体失水。

◎ 电解质紊乱

高血糖可导致大量排尿，不仅丢失水分，而且排出电解质，使电解质紊乱。

◎ 渗透压增高

高血糖可使细胞外渗透压增高，细胞内液向细胞外流动导致细胞内失水，当脑细胞失水时可引起脑功能紊乱，临床上称为高渗性昏迷。

◎ β 细胞功能衰竭

长期高血糖对胰岛 β 细胞不断刺激，会使胰岛 β 细胞功能衰竭，胰岛素分泌减少，使糖尿病进一步加重。

◎ 血管神经并发症恶化

糖尿病患者长期出现高血糖，会促使血管、神经并发症的发生和发展，使病情加重。

二、引发高血糖的因素

临床专家在研究引发高血糖的原因时发现，不同患者产生高血糖的原因也不同。那引发高血糖的因素有哪些呢？

◎ 免疫系统缺陷

这里的免疫系统缺陷是指对胰岛素之类的物质产生抗体，就是说胰岛素功效降低，而导致了糖尿病。糖尿病的产生很大程度上是因为胰岛素的问题，所以糖尿病病人一般都需要注射胰岛素治疗。

◎ 体质因素

肥胖容易引发高血糖，是糖尿病的重要形成因素。一般来说，肥胖的人患糖尿病的概率增大，这是糖尿病形成的主要原因之一。

◎ 遗传

糖尿病有遗传倾向，这种遗传并非直接遗传，而是一种隐性遗传。这种隐性的遗传是相当特别的，比如，有糖尿病遗传倾向的人去医院做很详细的体检，可能指标是正常的。然而当其饮食不规律或受到外界刺激时，别人没患糖尿病，但是他就患了糖尿病。就是说相同的饮食习惯，相同的外界刺激，但是有糖尿病遗传倾向的人比常人更容易患糖尿病，这就是所谓的隐性遗传。

第三节　糖尿病分型

一、糖尿病现代医学分型

1997 年，美国糖尿病学会专家委员会提出了糖尿病的新的病因分型方案，即把糖尿病分为 1 型糖尿病、2 型糖尿病、其他特殊类型糖尿病及妊娠糖尿病。

◎ 1 型糖尿病

1 型糖尿病又称为胰岛素依赖型糖尿病（IDDM），是因胰岛素的绝对缺乏而导致的。1 型糖尿病可发生在任何年龄，但多见于青少年，也有少部分成人患病。

1 型糖尿病主要是因为遗传以及环境因素所致。研究发现，遗传因素赋予个体的仅是 1 型糖尿病的易患性，它还受环境因素的影响，只有二者共同作用，个体才能发生糖尿病。环境因素涉及面比较广，有物理性因素及化学性因素，其中主要有病毒感染、营养食品以及化学食品等。这些因素可以直接或间接破坏胰岛 β 细胞，导致胰岛素分泌缺乏。

1 型糖尿病多数患者起病急，"三多一少"症状较为明显，体型消瘦，具有容易发生酮症酸中毒的倾向。如果确诊为 1 型糖尿病，就必须每日注射胰岛素进行治疗。

目前的医疗水平无法治愈 1 型糖尿病，患者必须长期注射胰岛素。1 型糖尿病发病后会在短时间内急剧恶化，甚至会出现糖尿病性昏迷的危险，所以必须引起足够的重视。

◎ 2 型糖尿病

2 型糖尿病又称为非胰岛素依赖型糖尿病（NIDDM），它包括胰岛素抵抗与胰岛功能损伤两个方面。

所谓的"胰岛素抵抗"，即为人体的肝脏、肌肉以及脂肪等组织细胞抵抗胰岛素的作用，使胰岛素不能正常发挥作用，使其转送血糖的能力降低，不能顺利地将葡萄糖通道打开，故血糖不能进入到细胞中。另外，胰岛素对肝脏葡萄糖的输出具有调控作用，当有胰岛素抵抗时，胰岛素就不能有效地抑制肝脏葡萄糖的输出。胰岛素抵抗的特点就是人体对胰岛素的需要异常升高。若长期存在胰岛素抵抗，胰岛储备功能就会全部耗竭，由胰岛 β 细胞所分泌的胰岛素也就不能够满足人体对胰岛素的无限需求，因此出现"胰岛素相对缺乏"，血糖也就随之升高。

所谓的"胰岛功能损伤"是一个逐渐加重的过程，也就是说，胰岛 β 细胞分泌胰岛素的能力是逐渐下降的，所以，2 型糖尿病患者发病比较缓慢。随着病情的加重，胰岛 β 细胞进一步受损，其所分泌的胰岛素不能满足人体需要。这个时候，如若得不到及时地补充，即会危及生命。

2 型糖尿病患者占糖尿病患者总人数的比例最大，危害也最大。发病最为隐秘，通常可以发生于任何年龄，但一般在 40 岁以上多见，而且大多在 55 岁以后发病。大多数患者不知道自己得病，因 2 型糖尿病起病缓慢，临床症状较轻或没有任何症状，无明显酮症酸中毒倾向。有的患者只觉得不明原因的疲倦或不适，而不一定有"三多一少"的症状。

2 型糖尿病患者的治疗方法包括饮食控制、运动及药物治疗。早期饮食控制、口服药物有效，但是随着胰岛 β 细胞功能的衰竭，到疾病的晚期，部分患者仍然需要采用注射胰岛素治疗。

◎ **其他特殊类型糖尿病**

特殊类型糖尿病是指由已知的原发病所致的慢性高血糖状态。糖尿病是这些原发疾病的一种并发症，主要包括胰腺疾病或胰腺切除引起的胰源性糖尿病、内分泌性糖尿病、药物及化学性糖尿病、胰岛素或胰岛素受体异常遗传综合征等所引起的糖尿病。另外，一些疾病如甲状腺疾病、肾上腺疾病都易并发糖尿病。进行激素治疗的一些药物，如肾上腺糖皮质激素、利尿剂、口服避孕药等也会引发糖耐量异常，发生糖尿病。

◎ **妊娠糖尿病**

1979 年，世界卫生组织（WHO）将妊娠糖尿病列为糖尿病的一个独立类型。妊娠糖尿病分两种：①妊娠前已患有糖尿病，称糖尿病合并妊娠；②妊娠前糖代谢正常或有潜在糖耐量减退，妊娠期才出现糖尿病，称为妊娠期糖尿病（GDM）。糖尿病孕妇中 80% 以上为 GDM，糖尿病合并妊娠者不足 20%。GDM 患者糖代谢紊乱多数于产后能恢复正常，但将来患 2 型糖尿病的机会增加。糖尿病孕妇的临床经过复杂，对母儿均有较大危害，必须引起重视。

遗传因素与肥胖症是发生妊娠糖尿病的重要因素，有家族糖尿病史的或肥胖的孕妇，在妊娠期间更应该注意糖尿病的检查。

妊娠糖尿病的临床表现有多饮、多食、多尿的症状，或外阴阴道假丝酵母菌感染反复发作，孕妇体重 > 90 千克，本次妊娠并发羊水过多或胎儿巨大。

建议在妊娠 24 ～ 28 周进行 GDM 筛查。具体方法是将 50 克葡萄糖粉溶于 200 毫升水中，5 分钟内服完，其后 1 小时血糖值 ≥ 7.8 毫摩尔 / 升为糖筛查阳性，应检查空腹血糖，空腹血糖异常可诊断为糖尿病，空腹血糖正常者再行葡萄糖耐量试验（OGTT）。

妊娠合并糖尿病对母儿的影响程度取决于糖尿病病情及血糖控制水平。病情较重或血糖控制不良者，对母儿影响极大，母儿发生近、远期并发症的可能性较高。妊娠合并糖尿病，有巨大胎儿、胎盘功能不良、胎位异常或其他产科指征者，应行剖宫产。对糖尿病病程大于10年，伴有视网膜病变及肾功能损害、重度子痫前期、有死胎史的孕妇，应放宽剖宫产指征。

二、糖尿病中医辨证分型

《中医病证诊断疗效标准》中，对糖尿病的辨证分型做了以下分类，比较接近临床实际情况，为目前临床所通用，其内容如下：

◎ 燥热伤肺型

此型见烦渴多饮，口干咽燥，多食易饥，小便量多，大便干结；舌质红，苔薄黄，脉数。

◎ 胃燥津伤型

此型见消谷善饥，大便秘结，口干欲饮，形体消瘦；舌红苔黄，脉滑有力。

◎ 肾阴亏虚型

此型见尿频量多，浑如脂膏，头晕目眩，耳鸣，视物模糊，口干唇燥，失眠心烦；舌红无苔，脉细弦数。

◎ 阴阳两虚型

此型见尿频，饮一溲一，色混如膏，面色黧黑，耳轮枯焦，腰膝酸软，消瘦显著，阳痿或月经不调，畏寒面浮；舌淡，苔白，脉沉细无力。

◎ 阴虚阳浮型

此型见尿频量多，烦渴面红，头痛恶心，口有异味，形瘦骨立，唇红口干，呼吸深快，或神昏迷蒙，四肢厥冷；舌质红绛，苔灰或焦黑，脉微数疾。

第四节　糖尿病临床表现

　　根据现代医学研究，糖尿病为一种具有遗传倾向性的慢性进行性疾病。以原发性 2 型糖尿病为例，其临床表现可分为无症状期与症状期两大阶段。

一、无症状期

　　疾病早期，因患者食欲良好、精神与体力如常人一样等原因，临床上很难发现。大多患者在定期体格检查，或因其他疾病的查体过程以及妊娠检查时偶然发现有尿糖，继而进一步做检查时才发现患了糖尿病。

　　无症状期又分为糖尿病前期、亚临床期及隐性期三个阶段。在这一时期，由于没有任何明显临床症状，常被忽略、漏诊或误诊，只有通过化验检查血糖、尿糖或进行糖耐量试验等才能发现。如能在无症状期发现糖尿病并对其进行及时治疗，可获得比较满意的效果，如果控制得好甚至可终身不发病。所以，重视早期糖尿病的信号意义很大。凡有以下情况者应尽早就医，检查血糖及做糖耐量试验，以在早期发现是否有糖尿病。

◎ 视力下降

　　糖尿病可引起白内障，造成视力下降，恶化较快，有时也会引起急性视网膜病变，导致急性视力下降。

◎ 遗传倾向

　　研究表明，糖尿病有明显的遗传倾向，若父母有一人患病，其子女的发病率比正常人高 3 ～ 4 倍。

◎ 皮肤瘙痒

糖尿病导致的皮肤瘙痒往往使人难以入睡，特别是女性阴部的瘙痒更为严重。

◎ 手足麻木

糖尿病可造成末梢神经炎，出现手足麻木、疼痛以及烧灼感等，也有的人会产生走路如踩棉花的感觉。在糖尿病的晚期，末梢神经炎的发病率会更高。

◎ 尿路感染

糖尿病造成的尿路感染有两个特点：

（1）菌尿起源于肾脏，而一般的尿路感染多起源于下尿道。

（2）尽管给予适宜的抗感染治疗，但是急性肾盂肾炎发热期仍比一般的尿路感染发热期延长。

◎ 胆道感染

糖尿病伴发胆囊炎的发病率甚高，且可不伴有胆石症，有时胆囊会发生坏疽及穿孔。

◎ 排尿困难

男性糖尿病患者约有 21.7% 出现排尿困难。所以，中老年男性若发生排尿困难，除前列腺肥大外，应考虑糖尿病的可能。

◎ 腹泻与便秘

糖尿病可造成内脏神经病变，导致胃肠道的功能失调，从而出现顽固性的腹泻及便秘，其腹泻使用抗生素治疗无效。

◎ 勃起功能障碍

糖尿病可造成神经病变和血管病变，从而导致男性性功能障碍，以勃起功能障碍最为多见。根据统计，糖尿病患者发生勃起功能障碍者达 60% 以上。

◎ 女性上体肥胖

女性腰围与臀围之比大于 0.85（不论体重多少），糖耐量试验异常者达 60%。有学者认为，这种体型可作为诊断糖尿病的一项重要指标。

◎ 脑梗死

糖尿病患者容易发生脑梗死，在脑梗死患者中有 10% ~ 13% 是由糖尿病造成的。所以，脑梗死患者应进行血糖常规化验。

只要具有这几大信号中的一至两种，就应尽快到有条件的医院去就诊，检查一下尿糖与血糖，及早进行有效的治疗。

二、症状期

除 1 型糖尿病多在 15 岁前起病外，糖尿病典型的自觉症状是"三多一少"，即多饮、多食、多尿及体重减轻。原发性 2 型糖尿病一般在疾病发展到中晚期后，临床上才出现下列轻重不等的典型症状。

◎ 多尿

糖尿病患者因体内血糖过高，不能被充分利用所以就要排出。糖尿病患者每日的尿量可达 3000 ~ 4000 毫升，最多时可达 10000 毫升以上。此外，排尿的次数也增多，有的患者每日排尿次数可达 20 多次。血糖越高，排出的尿糖越多，尿量也越大。

◎ 多饮

由于多尿使水分过多地丢失，发生口渴，只好以饮水来补充，饮水量和饮水次数都增多。因此，排尿越多，饮水也越多。

◎ 多食

由于尿中丢失糖分过多，人体处于半饥饿状态，能量缺乏引起食欲亢进，老有吃不饱的感觉，甚至每天吃五六顿饭，主食达 1 ~ 1.5 公斤，副食也比正常人明显增多，还不能满足食欲。食量增加了，血糖也随之升高，尿糖也增多，如此反复。

◎ **体重减轻**

由于机体不能充分利用葡萄糖，使脂肪和蛋白质分解加速、消耗过多，故出现体重减轻。严重者体重可下降数十斤，以致疲乏无力，精神不振。同样，病程时间越长，血糖越高，病情越重，消瘦也就越明显。

糖尿病的典型症状虽然是"三多一少"，但在临床上，并不是所有的患者都具备典型症状，往往是在做了化验检查后才被诊断出来。还有一部分患者不是无症状，只是被忽视了而已，自以为多食是身体健康的表现。有的患者以多饮、多尿为主，有的以体重减轻、乏力为主，有的以急性或慢性并发症为首发症状，通过进一步的检查才发现患了糖尿病，甚至有的患者直到发生酮症酸中毒、高渗性昏迷时才被确诊。

第五节　糖尿病的危害

糖尿病的危害是很大的，过多的葡萄糖可随着血液流向全身各个角落。所以，如果糖尿病未能得到很好地控制，就有可能产生许多并发症，继而影响全身组织器官，甚至连头发、指甲也受累。

俗话说"糖尿病不可怕，可怕的是糖尿病的并发症"，糖尿病的危害主要表现为各种并发症，这些并发症可分为急性并发症与慢性并发症两类。急性并发症又有两种，一种是由糖尿病本身引起的或在进行降糖治疗过程中发生的，如糖尿病酮症酸中毒和糖尿病非酮症高渗性昏迷及低血糖反应和乳酸酸中毒等；另一种是与糖尿病密切相关的，当对糖尿病控制不好时更容易发生，但又并不是由糖尿病直接引起的，如并发各种感染、结核病等。

以下反映了糖尿病对人们生活质量和经济的严重影响：

（1）死亡率增加 2 ～ 3 倍。

（2）心脏病及中风者增加 2 ～ 3 倍。

（3）失明者比一般人多 10 倍。

（4）坏疽和截肢的概率约比一般人多 20 倍。

（5）是引发可致命的肾脏病的第二个主要原因。

（6）易导致其他慢性损害（如神经病变、感染和性功能障碍等）。

（7）与年龄相当的正常人相比，住院人数增加 2 倍。

（8）直接用于医疗方面的花费，包括时间、药物、康复、护理和其他的服务性工作以及物资需求会大大增加。

（9）其他花费，包括医疗费、退休金，以及由于残疾而丧失生活能力所引起的花费大大增加。

慢性并发症也有两种，一种是微血管病变，是因为长期血糖过高所致，如糖尿病肾小球硬化、糖尿病视网膜病变、糖尿病神经病变等；另一种是大血管病变，与糖尿病关系密切，常常同时发生在同一患者身上，如冠心病、高血压病、高脂血症、动脉硬化等。

有些病变可能由多种因素所致，如糖尿病足与下肢血管、微血管、神经病变以及感染等因素均有关系。糖尿病引起的心脏损害可能与同时发生的冠心病有关，也可能与糖尿病的微血管病变和心脏自主神经病变有关。

总之，糖尿病的危害是严重的，所以要力争"三早"，即早发现、早诊断、早治疗，以预防各种并发症的发生和发展、降低死亡率、延长寿命、提高生活质量。

♥ 爱心小贴士

糖尿病患者感染应如何护理？

糖尿病患者机体的抵抗力降低容易并发各种急慢性感染，如呼吸系统的感染、泌尿系统的感染及皮肤的感染等。

（1）清洁卫生是保证身体健康的重要方法，为预防感染应注意个人卫生和环境卫生，养成良好的卫生习惯。

（2）保持皮肤清洁，要勤洗澡、勤洗勤换衣物，以穿着柔软、舒适、棉质本色的线衣线裤为宜，以防某些染料引起皮炎。

（3）女性应注意外阴部清洁，必要时每天可用1：5000的高锰酸钾溶液坐浴。

（4）皮肤的局部感染要及时处理和治疗，当发生毛囊炎及小疖肿时不要挤压，以免细菌进入血液引起败血症。

（5）注意手指甲、脚趾甲的修剪。长指甲容易抓伤皮肤，而且容易藏着大量细菌和脏东西，有利于传染性疾病的传播。故要经常清洗，定期剪修，但不要剪得太短以防止甲沟炎。

（6）有末梢神经炎感觉迟钝者，要防止外伤及烫伤。

（7）许多疾病是通过呼吸道传染的，所以糖尿病患者应尽量避免到人多拥挤的公共场所。

（8）许多疾病是通过接触传染的，所以要养成饭前、便后洗手，生吃瓜果要洗净的好习惯。

（9）发生感染时应选择敏感的抗生素进行早期治疗，并积极控制糖尿病。

第六节　糖尿病的急性并发症

一、酮症酸中毒

糖尿病的急性并发症中，最常见的就是酮症酸中毒（DKA），它是由胰岛素缺乏、体内葡萄糖不能被利用，大量脂肪分解产生了大量酮体所引起的以高血糖、高酮血症（血酮 ≥ 5 毫摩尔／升）和代谢性酸中毒为主要改变的临床综合征。

体内胰岛素严重缺乏可导致酮症酸中毒。因此，1 型糖尿病患者较易发生，2 型糖尿病或用胰岛素治疗的 1 型糖尿病患者，在许多诱因作用下，升糖激素（即胰岛素拮抗激素，如胰高血糖素、儿茶酚胺、生长激素和可的松）增多，使体内呈现严重的胰岛素不足，而导致葡萄糖利用障碍，脂肪分解增快，酮体生成增多，最后导致酮症酸中毒。

◎ 危害

临床上以发病急、病情重、变化快为特点。若发生后未得到及时救治可造成脱水、酸中毒、电解质紊乱，严重者可造成循环衰竭、昏迷甚至死亡。但如果及时发现并治疗，是可以很快被纠正的，上述不良后果是可避免的。

◎ 临床表现

（1）原有症状加重，如"三多一少"症状更加明显。

（2）极度虚弱、无力。

（3）呼吸深而快，呼气时有"烂苹果"味。

（4）明显食欲减退，恶心呕吐或腹部不适，少数患者可剧烈腹痛，似急腹症。

（5）肌肉酸痛。

（6）明显脱水，黏膜干燥。

（7）循环不良，脉搏加快，四肢发冷。

（8）神志改变，轻者烦躁，重者淡漠、迟钝、嗜睡甚至昏迷。

◎ 并发症

常见的并发症有肺水肿、高脂血症、胰腺炎、心肌梗死及多器官功能衰竭。另外，还包括医源性并发症，如低钾血症、低血糖、脑水肿等。

◎ 容易诱发糖尿病酮症或酮症酸中毒的情况

下列情况容易诱发糖尿病酮症或酮症酸中毒，应当引起重视：

（1）感染，如糖尿病患者并发肺炎、泌尿系感染、坏疽等感染时。

（2）糖尿病治疗不当，如胰岛素治疗中断或不适当减量；降糖药突然停用或用量不足；大量进食水果、甜品、含糖饮料或淀粉类食物等；糖尿病未经正规降糖治疗。

（3）饮食不当，如暴饮暴食或饮食不节引起呕吐、腹泻。

（4）其他，如严重外伤或手术后、妊娠和分娩。

◎ 检查

出现酮症酸中毒时，化验检查可发现尿糖强阳性，大多为 +++ 上下，尿酮体也为阳性到强阳性，血糖显著增高，通常高于 16.7 毫摩尔／升（0.3 毫克／升），血碳酸氢根下降，动脉血气分析显示血液呈酸性，pH 值低于 7.35。

◎ 预防措施

酮症酸中毒如能早期发现、及时治疗，效果较好。当然，更重要的是预防酮症酸中毒的发生。

（1）糖尿病患者及家属要掌握糖尿病的基础知识，提高对糖尿病酮症酸中毒的认识。一旦怀疑是本病应及早到医院就诊。

（2）要严格遵守胰岛素及降糖药物的治疗方案，不能随意减量，更不能中断治疗。

（3）经常监测血糖、尿糖、尿酮，了解尿量、体重的变化。发现血糖增高，及时就诊。有条件者可行自我血糖监测。

（4）坚持运动调养，增强体质，预防感染。

（5）如果发生急性病时，特别是严重的感染，必须尽早进行治疗。

♥ 爱心小贴士

糖尿病酮症酸中毒患者应如何护理？

糖尿病酮症酸中毒是糖尿病急性并发症，可由于感染、胰岛素治疗中断等多种因素而诱发。自小剂量胰岛素连续静脉点滴治疗该病以来，此症死亡率已明显降低，大多数预后良好。在糖尿病酮症酸中毒的治疗中，护理很重要，应做好下面的护理工作。

（1）患者应绝对卧床休息，并注意保暖。安置好患者后立即给予两路输液，其中一路用来补液，另一路用来补充胰岛素。

（2）密切观察病情变化，如神志状态、瞳孔大小及反应、呼吸、心率及血压等。

（3）对尿潴留或昏迷患者应留置导尿，以便于观察尿量及监测尿糖尿酮。

（4）做好病情的监测工作，要求每小时化验尿糖和尿酮1次，每2小时化验1次血糖，以便及时调整胰岛素用量。要注意血糖下降速度，当血糖降至3.9毫摩尔/升时，应及时通知医生以便更改医嘱。

（5）详细记录24小时出入液体量和胰岛素的用量，以作补液量的参考。

（6）按时清洁口腔，保持皮肤清洁，定时翻身，预防褥疮和继发感染。

（7）尿酮消失时应及时通知医生，以便执行新的医嘱。

二、非酮症性高渗性昏迷

糖尿病非酮症性高渗性昏迷，简称高渗性昏迷，是糖尿病急性代谢紊乱的另一种临床类型。多见于老年人，好发年龄为 50 ～ 70 岁，男女发病率大致相同，大约 2/3 患者在发病前无糖尿病病史，或者仅有轻度症状。其可以造成很高的血糖和血渗透压，患者很容易发生昏迷，一旦发病，死亡率极高，预后差。但是如果平时注意自我保健和及时就诊，是可以预防和治疗的。

◎ 常见诱因

在胰岛素缺乏的基础上，一些常见的因素可诱发糖尿病高渗性昏迷，这些因素包括：

（1）应激　以感染最常见，尤其是呼吸系统感染、尿路感染、胃肠道感染等。此外，还包括外伤、手术、心肌梗死、消化道出血、脑卒中等。

（2）饮水不足　老年人口渴感减退或昏迷，而造成进水太少血液浓稠等。

（3）失水过多　如发热、严重呕吐、腹泻等。

（4）高糖摄入　有的患者有糖尿病而自己不知，没有采取及时而正规的治疗，甚至因其他疾病而误用高糖输液，致使血糖显著升高。

（5）应用影响糖代谢的药物　如肾上腺皮质激素、利尿剂等。

◎ 临床特点

患者多为 60 岁以上的老年人，2/3 有糖尿病病史。起病多缓慢，最初糖尿病症状加重，数天里尿量增多，但饮水并不多，出现疲乏无力、头晕、食欲不振等症状。随着病情的发展，患者脱水日趋严重，会出现眼窝凹陷、皮肤干燥、缺乏弹性、心跳增快、血压下降、尿量减少等症状，严重者出现烦躁、精神恍惚、反应迟钝、表情淡漠甚至昏迷。无糖尿病病史者常被误诊为脑血管病或其他神经系统疾病，贻误治疗。

◎ 预防措施

对糖尿病高血糖高渗状态的预防极为重要，因为一旦发病，即对患者的生命构成极大的威胁，即使侥幸过关，也给患者本人及其家庭造成身体和经济上的重大损失。

首先，要及时发现和正确治疗糖尿病。要提高对糖尿病的警惕性，经常进行自我监测，及早发现糖尿病。一旦发现糖尿病的存在，就要积极正确的治疗。

其次，平时要注意合理安排生活起居。要吃喝合理，注意体育锻炼和休息，不要过度劳累，特别要注意饮水，一定不要限制饮水，以免造成脱水和血液浓缩。

第三，如是老年人得了"小病"，比如说感冒、泌尿系感染以及小的外伤等，要及时治疗，防微杜渐，不要因小失大，防止导致高血糖高渗状态而酿成大祸。

如果患者发生神志不清或昏迷时，千万要查血糖，不要想当然地认为是脑血管病，因为高血糖或者低血糖都能引起昏迷。

三、乳酸性酸中毒

乳酸性酸中毒是糖尿病急性并发症之一。乳酸性酸中毒是一种由血液中乳酸堆积而引起患者酸中毒的疾病。乳酸是一种有机酸类，主要是糖类在体内代谢过程中产生的，在缺氧的条件下，乳酸的生成量增加。正常情况下，身体产生的乳酸量不大，少量的乳酸对身体无害，还能在肝脏作为能量的来源而被利用或再合成葡萄糖，多余的乳酸则经过肾脏排出体外。所以，正常情况下血液中乳酸的浓度不高，不超过2毫摩尔／升。

◎ 引起体内乳酸含量增加的原因

引起体内乳酸含量增加的原因主要有以下两个方面：

（1）乳酸生成过多　比如由于心、肺功能障碍或者血管阻塞造成氧气供应不足。在缺氧的条件下，乳酸的生成就会明显增加。尤其值得注意的是，过量服用苯乙双胍（降糖灵），也能促使乳酸大量生成。

（2）乳酸去路不畅　比如肝脏功能障碍，不能将乳酸迅速转化，或者肾脏功能不全，不能将多余的乳酸完全排出体外，就会造成乳酸在体内的堆积。乳酸是一种强有机酸，含量过高，就会造成乳酸性酸中毒，严重者将危及生命。

◎ 预防措施

由于本症死亡率很高，因此要加强预防，防患于未然。可采取如下措施：

（1）凡有肝肾功能不全者，最好不使用双胍类降糖药，因为肝肾循环障碍可影响双胍类药物排泄，故宜慎用。

（2）避免使用含甲醇、乙醇、木糖醇、水杨酸盐、异烟肼等成分的药物，慎用普萘洛尔等药物。

（3）尽量不用果糖、山梨醇，而应采用葡萄糖，以免发生糖尿病乳酸性酸中毒。

（4）凡有休克、缺氧、肝肾衰竭状态的酸中毒者，应以纠正缺氧、缺血及休克为基本措施，避免本症的发生。

四、低血糖

正常人血浆（清）葡萄糖测定值为空腹时 3.9 ～ 6.1 毫摩尔 / 升，餐后血糖为 3.9 ～ 7.8 毫摩尔 / 升。

血糖值低于 2.8 毫摩尔 / 升，并伴有症状和体征，称为低血糖症。少数病例可不伴有自觉症状。

低血糖在使用胰岛素治疗的糖尿病患者中最常见，也是比较严重的合并症之一。

◎ 危害

低血糖严重地威胁着糖尿病患者的生命。严重的低血糖和低血糖昏迷，对神经系统的影响是很大的。如不进行抢救，昏迷 6 小时以上可造成不能恢复的脑组织损坏，甚至死亡，即使抢救过来，也会变成植物人。

◎ 原因

引起低血糖症的原因很多，最常见的是口服降糖药或注射胰岛素剂量过大，或剂量未变，但因某种原因没能按时进食或食入量太少。应用磺脲类药物，也会出现低血糖。有的患者因加大了体力活动量，或在发热、外伤、手术、分娩时，能量消耗一时增多，又未能及时补充热量也会导致低血糖。

◎ 临床表现

主要表现在以下两方面：

（1）交感神经系统兴奋和肾上腺素分泌增加的表现　可出现饥饿感、心慌、出汗、紧张、软弱无力；体征是面色苍白、四肢乏力、冒冷汗、发凉、颤抖，心率加快，血压升高。常发生于血糖下降快、糖尿病慢性并发症少的患者。

（2）神经中枢功能异常的表现　可以在上述症状之后进一步发生，也可作为首发或主要症状发生。见于多年糖尿病或老年患者，或有自主神经系统病变者，或血糖下降缓慢、程度严重者，或原有脑血管病的患者。表现为头痛头晕、躁动不安，语言障碍，定向力或识别力突然丧失，或精神失常；进一步发展可表现为抽搐、偏瘫、昏睡，呼吸、血压处于被抑制状态，以致死亡。

◎ 预防措施

与任何一种糖尿病的急性并发症一样，低血糖症也应该防重于治，最好是不要发生，否则会给患者的健康甚至生命安全造成威胁，而且可能引起反跳性的高血糖，导致病情波动。为预防低血糖的发生，糖尿病患者要注意以下几点：

（1）定时定量进餐　患者要定时定量进餐，不得暴饮暴食，也不要拖延或忘记进餐。若不得已延迟进餐时，应预先吃一些饼干、水果或巧克力等食物。当遇到某些特殊情况不能进食或进食减少时，应及时调整用药剂量。

（2）应在专科医生指导下调整用药　药物用量不能随意增加，应在医生指导下，根据患者的病情做适当地调整。

（3）运动量保持恒定　每天的运动时间及运动量应基本保持不变。当运动量临时加大时，要及时加餐，或适当减少胰岛素的用量。尽量不要空腹晨练。

（4）经常测试血糖　注射胰岛素的患者应自备血糖仪，保证每天自测血糖。若有低血糖感觉时，应及时自测血糖，并把每次的血糖测试结果详细地记录下来。

（5）携带糖尿病病情卡　患者应随身携带糖尿病病情卡，一旦出现严重低血糖，便于他人了解病情、紧急施救并通知患者家属。

（6）防止低血糖发生　随身携带糖果、饼干等小食品，以便应对突然发生的低血糖。

◎ **应急措施**

（1）如果出现轻度低血糖，表现为心悸、乏力、出汗、饥饿感、面色苍白、震颤、恶心呕吐等，患者意识清醒并能吞咽时，可立即吃几粒糖果、几块饼干或喝半杯糖水，可以达到迅速纠正低血糖的效果，一般十几分钟后低血糖症状就会消失。在进食以上食物后，可再适当吃一些米饭或馒头、豆腐干等食物，以防低血糖再次发作。如果采取以上方法仍没有效果时，应立即送往医院急救，同时带上患者常服的降糖药，以便医生了解病情。

（2）如果出现重度低血糖，患者出现神志不清，尚有吞咽动作时，一般应先确定患者气道是否通畅，必要时做相应处理，保证气道通畅，然后可喂些糖水，多数可迅速改善症状。如果患者处于昏迷状态，无自主吞咽功能，此时千万不要给患者喂食或饮水，否则容易引起窒息，应使患者侧卧，使其呼吸道保持通畅，并立即送入医院。送入医院后，应立即检测血糖，并静脉注射 50% 葡萄糖 20 毫升，待症状缓解，神志清醒后，可再静脉滴注葡萄糖，以防止低血糖再次发生。另外，对于一些口服降糖药所致低血糖的患者，经治疗苏醒后，仍有再次进入昏迷状态的可能，则需要密切观察四五天。

需要提醒的是，如果患者在开车时出现低血糖，一定要停下车吃一些含糖食物，等感觉稍微好一些后再继续开车。千万不要硬撑着，以为过一会儿就好了，这样非常危险。

♥ **爱心小贴士**

发生夜间低血糖时应如何进行家庭急救？

糖尿病患者夜间多在熟睡时发生低血糖，时间在凌晨 1~3 点钟，患者主要症状为头晕、全身发抖、出汗多，甚至手脚抽搐或昏迷，如不及时抢救就会危及生命。家属如果遇到患者夜间出现低血糖反应时，首先要冷静，给患者吃些糖果或饮 25% 的葡萄糖水适量，同时快速检测患者的血糖来判断患者病情的轻重。经过处理，多数患者低血糖症状可自行缓解，有条件者也可在床边静脉注射25%～50%葡萄糖20～30毫升，以快速纠正低血糖症状，然后急送附近医院做进一步治疗。需要提醒的是，家中如有糖尿病患者，一定要备有快速血糖检测仪，身边放有果糖、开水及饼干等食物，以便应急。

糖尿病患者夜间发生低血糖的主要原因有，晚餐进食较少，晚饭后活动过多又未补充食物，在家使用胰岛素不规范，对长效和短效胰岛素的剂量和维持时间掌握不好，大便次数多以致营养物质丢失增加。

第七节　　糖尿病的慢性并发症

糖尿病的慢性并发症有三类：①大血管并发症，指脑血管、心血管和其他大血管的并发症；②微血管并发症，主要包括肾脏病变和眼底病变；③神经病变，包括负责感官的感觉神经、支配身体活动的运动神经，以及司理内脏、血管和内分泌功能的自主神经病变等。

一、脑血管并发症

脑血管病不是糖尿病所特有的，但是糖尿病特别是控制不良的糖尿病是引起脑血管病变的重要原因之一，糖尿病患者的脑血管病变可能性比非糖尿病患者高3倍。在我国，脑血管病变造成糖尿病患者残疾和死亡的问题比在西方国家更为严重。

糖尿病患者由于高血压的存在、脑血管的硬化、血管内壁的损伤、红细胞变形能力的下降以及血液黏稠度的增加，血管堵塞性的脑血管病的发生率明显增加，而脑血管破裂造成的脑出血则比非糖尿病患者高不了多少。研究发现，在糖尿病性脑卒中患者中，有88%为脑血栓形成或腔隙性脑梗死（俗称"腔梗"）等阻塞性脑血管病变，约43%的急性脑卒中患者的血糖升高，说明两者关系密切。

◎ 临床表现

糖尿病性脑血管病变者和非糖尿病性脑血管病变者在临床表现上很

相似，均可出现头痛、头晕、肢体麻木，严重者可发生偏瘫、失语，甚至危及生命。

◎ 预防措施

对糖尿病性脑血管病变的防治和非糖尿病性脑血管病变基本相同，但对前者态度应更积极，措施应更得力。糖尿病性脑血管病的治疗措施包括以下几方面：

（1）及早发现并有效控制糖尿病　以延缓糖尿病性脑血管病的发生和发展。

（2）有效降低血压，调整血脂　血压高和血脂异常是糖尿病性脑血管病的重要诱因之一，必须认真对待。

（3）服用血管活性药物和溶栓药物，降低血液黏稠度　如长期服用小剂量阿司匹林（每天 100 毫克）可使脑卒中的发生率下降 30%，芦丁和双嘧达莫（潘生丁）等对预防脑卒中也有一定的作用，有些活血化瘀的中药对预防脑卒中也有良好的效果。

（4）出现脑卒中的临床表现时，应立即将患者送到医院就医　采取溶栓、扩容等急症处理措施，以尽量减轻脑卒中带来的危害。部分患者可试用血管扩张手术，以改善脑的血液供应。

♥ 爱心小贴士

糖尿病并发脑血管病时有哪些先兆迹象？

糖尿病并发脑血管病的先兆与一般脑血管病相似。头痛突然加重或由间断性头痛加重为持续性剧烈头痛；头晕突然加重，可伴天旋地转、恶心、呕吐；突发肢体活动障碍或感觉障碍，尤其局限于一侧的肢体、舌、面部麻木；突发性言语不清，吞咽困难；突发性意识障碍，性格改变；突发视物不清或黑蒙，甚至一时性突然失明。尤其是上述症状反复发作时，更应怀疑有脑血管病的发生。

二、心血管并发症

糖尿病与心血管疾病的关系较为复杂，糖尿病是引起心血管疾病的重要原因之一，糖尿病患者比非糖尿病者更容易得心血管疾病。2001年，国际糖尿病联盟给世界糖尿病日制定的宣传口号是"减轻糖尿病的负担——糖尿病与心血管疾病"。2003年，糖尿病界又提出"糖尿病即心血管疾病"或者"糖尿病是冠心病的等危症"的说法，证实糖尿病心血管疾病对糖尿病患者的巨大威胁，以及国际糖尿病界对糖尿病心血管疾病的关注。

糖尿病心血管疾病包括心脏和大血管上的微血管病变、心肌病变、心脏自主神经病变和冠心病，尤以冠心病多见。糖尿病性冠心病和非糖尿病者的冠心病十分相似，但也有其独特地临床特点。

◎ **临床特点**

（1）发病率高且发病时间早　国外资料表明，糖尿病患者发生心血管疾病的概率比非糖尿病者高3倍，我国糖尿病患者心血管疾病发病率则高达15.9%。而且糖尿病患者心血管疾病发生的时间比非糖尿病者要早，30岁以下的糖尿病患者就可得冠心病。糖尿病患者患冠心病概率比非糖尿病者高2～4倍，45岁以下糖尿病患者死于心脏病变的概率较非糖尿病者高10～20倍。

（2）女性的保护作用消失　本来女性得心血管疾病的概率低于男性，但是"得了糖尿病，男女都一样"了，女性得糖尿病心血管疾病的概率和后果甚至超过男性。心脏病变的发生率在女性糖尿病患者中较非糖尿病者要高4倍，男性则高2倍。而且女性死于糖尿病心血管疾病的概率高于男性。美国有研究发现，近年来男女非糖尿病者以及糖尿病男性死于冠心病的人数都在下降，只有糖尿病女性死于冠心病的人数仍在上升。

（3）不典型症状常见　由于心脏神经功能障碍，糖尿病性心脏病变的临床表现可能很不典型，如1/3以上的糖尿病性心脏病患者发生心肌梗死时不痛，让人想不到是心肌梗死，甚至贻误病情，造成严重的后果。其他表现包括心动过速、心律不齐、直立性低血压（平卧时血压高，而站立活动后血压反而低，甚至晕倒）、难以纠正的心力衰竭或休克，甚至造成猝死。

◎ 预防措施

造成糖尿病心血管病变的诱因与糖尿病脑血管病变相似，所以，糖尿病性心脏病也应以预防为主。其治疗原则和一般冠心病一样，包括严格控制肥胖、糖尿病、高血压、血脂异常症和高血黏稠度，长期服用适当的维生素、抗氧化剂、血管活性药物、抗血栓药物。为了及早发现糖尿病性心脏病变，定期做心电图检查是十分必要的。心功能不全或心律不齐者，则应去心内科求治。同非糖尿病性脑血管病一样，某些糖尿病性心脏病导致心绞痛反复发作，且内科治疗无效者，可采用经皮血管成型、血管支架或者冠状动脉搭桥等手术治疗。

◎ 糖尿病合并冠心病的饮食调养

（1）控制热量摄入　严格控制每日热量摄入，建议每日三餐热量分配的比例为早餐 30%、午餐 50%、晚餐 20%，以防热量过多而导致肥胖。

（2）均衡饮食　控制食物总能量中 50% ～ 55% 是碳水化合物，主要由粮食提供；15% ～ 20% 来自蛋白质；20% ～ 25% 来自脂肪。并适当多食粗粮。

（3）限制脂肪摄入的质和量　一般认为，膳食中的多不饱和脂肪酸、饱和脂肪酸、单不饱和脂肪酸之比以 1 ∶ 1 ∶ 1 为宜。每日胆固醇摄入量应控制在 300 毫克以下，有助于降低血清胆固醇的含量。

（4）限制精制糖类摄入　精制糖类摄入不超过总碳水化合物摄入量的 10%，且越少越好。应以含纤维素较多的淀粉类食物为主。

（5）增加膳食纤维和维生素的摄入　多吃富含维生素 C、维生素 E 和镁的绿色蔬菜及含糖量低的水果，多吃降血脂的食物，以改善心肌营养代谢，预防血栓发生。

（6）少食、多餐，避免暴饮暴食　少量多餐，定点用餐，不宜吃得过饱、过多。避免暴饮暴食，以防止心肌梗死的发生。

（7）低盐　选择低盐食物，盐的每日摄入量应限制在 2 ～ 5 克，以减轻心脏负担。

（8）少饮浓茶等　少用或不用浓茶、咖啡、辣椒、芥末、酒等，以减少对神经系统的刺激。

◎ 糖尿病合并冠心病的生活调养

（1）注意居室环境　居室环境应温度、湿度适宜，向阳。睡眠环境应安静舒适，避免嘈杂，光线宜暗，床上被褥松软适宜。

（2）保证睡眠　有心慌、无力甚至心绞痛者要卧床休息，甚至绝对卧床。病情稳定时，要注意生活起居的规律性。

（3）控制情绪　应避免情绪激动及过度紧张、焦虑，遇事要冷静、沉着。当有较大的精神压力时应设法释放。多听听音乐，闲暇时可养花种草调养身心。

（4）注意保暖　注意随气候变化增减衣物。

（5）注意监护　对心悸较严重者，平时要严密观察脉搏、呼吸、面色、血压的变化，必要时可做心电图检查。血压过高或过低者，应定期测血压。

三、糖尿病肾病

糖尿病肾病是糖尿病最严重的微血管并发症之一。国外有资料表明，糖尿病肾病者造成肾衰竭的概率比非糖尿病者高 17 倍，糖尿病肾病是引起糖尿病患者死亡的主要原因之一。

糖尿病肾病的病理改变主要有 3 种类型：①结节性肾小球硬化型病变，具有高度特异性。②弥漫性肾小球硬化型病变，最为常见，且对肾功能影响最大，但是特异性较低。③渗出性病变。

◎ 糖尿病肾病分期

临床上常将糖尿病肾病从轻到重分为以下 5 期：

（1）Ⅰ期　表现为代偿性的肾脏功能亢进。此时是糖尿病初期，肾脏体积增大，肾小球内压增高，肾小球滤过率升高。

（2）Ⅱ期　表现为肾脏组织学上的改变。肾小球毛细血管基底膜增厚，尿白蛋白排泄率（AER）多数处于正常范围。此时肾穿刺活检已能发现不正常，但化验检查还可能没有阳性发现。也就是说，化验检查还查不出什么问题，患者也还没有什么感觉，仅少数患者有时会血压偏高。

（3）Ⅲ期　表现为临床指标的不正常。尿蛋白出现，血压也开始增高，此阶段关键性的化验结果是尿中微量白蛋白分泌率已高于20微克/分钟，临床上通常将这一期肾病称为早期肾病。早期肾病是糖尿病肾病得以完全恢复的最后机会，再向前发展，糖尿病肾病就无法完全消失了。如果尿微量白蛋白分泌率超过200微克/分钟，病情就进入了第四期。

（4）Ⅳ期　又称为临床肾病。尿蛋白逐渐增多，尿白蛋白排泄率超过200微克/分钟，也就是尿白蛋白排出量超过300毫克/24小时，肾小球滤过率下降，可伴有水肿及高血压，肾功能逐渐减退。

（5）Ⅴ期　又称终末肾病。此时，糖尿病肾病已进入晚期，患者因肾功能不全，血液中的含氮废物量也开始升高，其中血肌酐水平升高超过180微摩尔/升是第Ⅴ期，也就是终末肾病的诊断指标。终末肾病患者往往伴有显著的高血压和水肿。患者应控制好血糖，饮食清淡，少吃盐。

糖尿病肾病是一个逐渐发展的过程，一旦临床表现比较明显，糖尿病肾病实际上就已经难以根治了。所以糖尿病肾病最重要的治疗措施还是控制好血糖，避免肾脏病变的发生。无论是1型还是2型糖尿病患者，血糖控制水平对糖尿病肾病和糖尿病眼底病变的发生和发展有着极其重要的影响，良好的血糖控制可以使1型糖尿病肾病的发病率下降一半，使2型糖尿病肾病的发病率降低1/3。患者如已发展到早期肾病阶段，为了控制好病情，又不至于影响肾脏功能，应积极接受胰岛素治疗。

另外，应控制好患者的血压，高血压、高血脂是使糖尿病肾病加重的非常重要的因素，所以患者应该饮食清淡、少吃盐，已有高血压、高血脂的患者应坚持服用降压、降脂药物。

◎ 预防措施

目前，中、晚期糖尿病肾病的主要治疗目的是防止糖尿病肾病的进一步发展，避免肾功能不全和尿毒症的发生。预防糖尿病肾病的方法包括以下5个方面：

（1）应适当限制蛋白质的摄入量　糖尿病肾病患者每天从尿中丢失大量蛋白质，所以必须补充适量的蛋白质，特别是优质动物蛋白。但到了糖尿病肾病的晚期，大量蛋白质的摄入会使血液中蛋白质的代谢产物，如肌酐和尿素氮等增高，给患者带来危害。所以，晚期糖尿病肾病患者必须适当限制蛋白质的摄入量，特别是要限制质量较低的植物蛋白（如豆腐、豆浆等）的摄入量。

（2）避免泌尿系感染　反复发作的泌尿系感染可能加速糖尿病肾病的进展。

（3）中药治疗　传统的中医中药对治疗肾脏病有着独特的优势，能因人施治，辨证论治，对糖尿病肾病的治疗有较大的意义，患者可以到正规的中医院就医。

（4）避免使用对肾脏有伤害的药物

（5）透析治疗　当肾脏病变已发展到尿毒症阶段，除了上面所说的措施以外，还要进行腹膜透析或血液透析，以便把血液中的废物排出体外。如有可能，进行肾脏移植是使患者肾功能得以恢复的唯一出路。如果肾功能还不是特别差，服用一些不含氮的酮酸制剂，对降低尿素氮、改善肾功能也有帮助。

◎ 饮食调养

（1）控制总热量　原则上，一般日常基准体重消耗量为25～30千卡／千克。其中，限制脂肪摄入量为总热量的25%～30%，碳水化合物摄入的热量不应大于总热量的70%，蛋白质摄入量应控制在每天每千克体重 0.6 ～ 0.8 克，植物油日摄入量也应控制在 25 克以下。

（2）食盐摄入应有限制　为了保护肾脏，减轻其工作负荷，糖尿病患者的菜肴应尽可能味淡一些，糖尿病合并肾病者每日食盐的摄入量要在 2 克左右。

（3）保证摄入优质蛋白质　蛋白质以易消化的鱼类、瘦肉为佳，注意限制主食中植物蛋白的摄入量，因为主食中的植物蛋白生物价较低，摄入过多会导致蛋白质的吸收利用率下降，同时还会使蛋白质摄入超标。

（4）适当限制钾摄入　糖尿病合并肾病患者极易出现酸中毒和高钾血症，一旦出现，将诱发心律失常和肝昏迷。因此，应节制含钾饮料、含钾蔬菜和水果的摄入。

（5）摄入充足维生素、矿物质元素　摄入充足的 B 族维生素、维生素 C 和锌、钙、铁等，可对肾脏起保护作用。维生素 E 可用至每日 11 国际单位，维生素 C 每日 0.3 克，它们的量稍大一些也无妨。

◎ 生活调养

（1）注意水分摄入　如果没有尿少、水肿的情况不需控制饮水，保持每日饮水量和尿量在 1500 ～ 2000 毫升，以利于代谢废物的排出。发生水肿的患者，饮水量应根据尿量与水肿程度而定。正常情况下，如水肿较明显时，每日摄入水分为 600 ～ 800 毫升。但尿路感染之后，需增加饮水量。

（2）严格控制血糖与血压　高血糖、高血压会加重糖尿病肾脏病变的发展。严格控制血压，尽量使血压控制在 130/80 毫米汞柱。

（3）禁止吸烟　吸烟是加重糖尿病肾病的重要因素之一。

（4）加强锻炼　患者应坚持合理的运动锻炼，增强抵抗力，防止感冒。运动也可促进肾脏血液流通，有助于损失修复，防止肾小球硬化。

（5）预防感染　要注意预防感冒、口腔、泌尿系统感染。室内要定期消毒，经常开窗换气，保持空气新鲜，温、湿度适宜，避免与感染性疾病患者接触。注意皮肤护理，保持皮肤清洁，避免皮肤受损。

如何早期发现和处理糖尿病肾病?

以往检查肾脏功能都是抽血查肌酐和尿素氮，或做放射性核素肾图检查肾小球滤过率；近年来，还有24小时微量白蛋白定量检查，以诊断肾病。目前，有一些超早期的指标，如反映肾小球早期病变的尿转铁蛋白、尿IgG，反映肾小管病变的尿α_1-微球蛋白、尿β_2-微球蛋白、尿视黄醇结合蛋白，以及尿N-乙酰β-D氨基葡萄糖苷酶测定等，有助于早期诊断糖尿病肾病。

四、糖尿病眼病

在糖尿病各种并发症中，视网膜病变相对发生较早，也最为常见。糖尿病常可导致增殖型视网膜病变，它是引起失明的重要原因，是一种可怕的眼部并发症。糖尿病眼病患者引起双目失明的概率要比非糖尿病者高出 25 倍。在这些眼病中，最常见而且对视力影响最大的是白内障和糖尿病视网膜病变。

（一）白内障

糖尿病引起的白内障与老年性白内障有所不同，糖尿病引起的白内障在晶状体中造成的白斑往往是散在性的；而老年性白内障造成的白斑则多从晶状体的核心部位开始，逐渐向外发展。白内障可以通过手术来根治，切除白内障已经成熟的晶状体，患者的视力可基本得到恢复。

治疗白内障的前提是必须控制好血糖及血压，血糖和血压控制不好，术中可能发生眼底出血，术后感染或者愈合不好的概率会增加。

（二）视网膜病变

视网膜病变既是糖尿病微血管病变的重要表现之一，也是糖尿病患者失明的主要原因之一。

◎ 视网膜病变的分期

糖尿病视网膜病变按眼底改变可分为 6 期，分属两大类。

Ⅰ期：为微血管瘤，出血；

Ⅱ期：为微血管瘤，出血并有硬性渗出；

Ⅲ期：出现棉絮状软性渗出；

Ⅳ期：新生血管形成，玻璃体出血；

Ⅴ期：机化物增生；

Ⅵ期：继发性视网膜脱离，失明。

以上Ⅰ～Ⅲ期为背景性视网膜病变，Ⅳ～Ⅵ期为增殖性视网膜病变（PDR）。

◎ 预防措施

在糖尿病视网膜病变防治工作中，最重要的环节是预防，预防措施包括：

（1）控制好血糖和血压　控制好血糖和血压，对防治糖尿病视网膜病变是极为重要的。因为血糖升高可使患者眼底血管进一步受到损伤，而高血压又显著增加眼底出血的可能性，血脂不正常或者血液黏稠度大，也会加速眼底病变的进展。所以，控制好血糖、血压、血脂和血黏稠度，对防治糖尿病眼底病变有重大意义。

（2）早发现，早治疗　患者每年至少要接受一次眼底检查，如果已有视网膜病变，检查次数还应增加，以便观察病情的变化，防止延误病情。

（3）合理用药　对于已进入Ⅲ期或者Ⅲ期以上的糖尿病患者，应积极鼓励改用胰岛素治疗，以求获得最佳疗效，延缓病情的进展，甚至使其视网膜病变得到不同程度的逆转；Ⅲ期以下的眼底病变可经过良好的糖尿病控制而逆转。对于Ⅳ期以上的患者来说，可能同时还存在着微血管瘤、硬渗或者软渗等早期改变，这些情况也可通过良好的糖尿病控制而有逆转的可能。另外，使用维生素和血管活性药物对病情的控制也有很大帮助，不少中药在止血和促进眼底血块吸收方面有较好的疗效。

（4）激光治疗　对Ⅲ期以上的患者，可采用激光治疗。激光可以凝固出血点，并可封闭新生血管，对治疗较重的糖尿病视网膜病变效果较好。如果发生了玻璃体积血或者视网膜剥离，可以通过眼科手术解决问题。

如何早期发现视网膜病变？

··

　　早期发现视网膜病变主要是通过眼底荧光造影，看有无血管瘤情况，如果有，则应尽早进行眼底激光治疗，否则将会造成不良后果。目前还有免散瞳的眼底照相，也有一定的价值。这些检查是早期发现糖尿病视网膜病变的主要方法。

五、糖尿病足

　　糖尿病足是指因糖尿病神经病变，末梢神经感觉障碍及自主神经损害，下肢血管病变——动脉硬化引起周围小动脉闭塞症，或皮肤微血管病变以及细菌感染所导致的足部疼痛、足部溃疡及足坏疽等病变。

◎ 产生原因

　　（1）常常因缺血、神经病变和感染三种因素的同时出现而产生。

　　（2）由于下肢动脉硬化，加之自主神经病变使血管运动减弱，导致足部供血不足，局部组织缺血和抵抗力下降。

　　（3）足部发生微小创伤，如不合脚的鞋挤压、擦伤、皲裂或鸡眼等，这些微小创伤如处理不当，均可引起感染而形成溃烂。因为患者痛觉减退或消失，不能及时察觉病变，常常使溃疡面加大。

　　（4）由于感觉出现障碍，导致患者即使接触高温物体也不知躲避，容易造成烫伤。

◎ 分级标准

　　出现糖尿病足时，可按以下标准分为6级。

　　（1）0级　皮肤无开放性病灶。表现为肢端供血不足，颜色紫绀或苍白，肢端发凉、麻木、感觉迟钝或丧失。肢端刺痛或灼痛，常伴有足趾或足的畸形等。

（2）1级　肢端皮肤有开放性病灶。水疱、血疱、鸡眼或胼胝、冻伤或烫伤及其他皮肤损伤所引起的浅表溃疡，但病灶尚未波及深部组织。

（3）2级　感染病灶已侵犯深部肌肉组织。常有轻度蜂窝组织炎，多发性脓灶及窦道形成，或感染沿肌间隙扩大，造成足底、足背贯通性溃疡或坏疽，脓性分泌物较多，足或足趾皮肤局灶性干性坏疽，但肌腱韧带尚无破坏。

（4）3级　肌腱韧带组织破坏。蜂窝组织炎融合形成大脓腔，脓性分泌物及坏死组织增多，足或少数足趾干性坏疽，但骨质破坏尚不明显。

（5）4级　严重感染造成骨质破坏，骨髓炎，骨关节破坏或已形成假关节，部分足趾发生湿性或干性严重坏疽或坏死。

（6）5级　足的大部分或全部感染或缺血，导致严重的湿性或干性坏疽，肢端变黑，感染常波及踝关节及小腿。

◎ **防治方法**

糖尿病足的治疗也应以预防为主。防治方法有：

（1）**严格控制糖尿病**　要做好对高血糖、高血压、血脂异常症和高血黏稠度的控制。可长期使用血管活性药物及肠溶阿司匹林、复方丹参片等降低血液黏稠度的药物。

（2）**注意足部卫生**　要保护足部的干净与干燥，经常以温水泡脚，同时注意避免足部烫伤。避免穿过紧、不合脚的鞋，注意清除鞋内的异物，以免磨破皮肤。注意修剪趾甲，不要剪得太短过秃。对鸡眼和任何微小的足部损伤或感染都应积极处理，以免形成溃疡或坏疽。

（3）**改善下肢循环**　注意足部保暖，以保证下肢血液供应充足。应戒烟，因为吸烟能使血管进一步收缩，是造成下肢坏死的重要原因之一。

（4）**糖尿病足的护理**　一旦糖尿病足的诊断成立，就必须立即积极予以处理，以免病情进一步发展，引起残废或死亡。治疗方式包括使用扩张血管、活血通脉药物，抗生素控制感染，足部换药及外科处理等。血管搭桥术可有效地改善下肢循环。如果下肢坏疽严重，进行保守治疗无效者，应及时进行截肢术。

老年人一旦得了糖尿病，护足要注意以下几方面：

（1）上了年纪的人体重往往超标，如能适当减肥则可以降低足部的承受压力，也可以改善组织血液循环。

（2）避免肢端皮肤受伤。由于糖尿病患者周围神经病变，足部的感觉就会相对减弱，故对外来伤害的接触反应迟钝。患者往往会因为不小心使足部受伤而产生破溃，从而引起严重的后果。所以，老年糖尿病患者即使在室内光滑的地板上，也不要随意光着脚行走。

♥ 爱心小贴士

糖尿病足是很严重的并发症吗？

根据世界卫生组织（WHO）定义，糖尿病足是指糖尿病患者由于合并神经病变及各种不同程度末梢血管病变而导致下肢感染、溃疡形成和（或）深部组织的破坏。在临床上，糖尿病患者由于长期受到高血糖的影响，下肢血管硬化、血管壁增厚、弹性下降，血管容易形成血栓，并集结成斑块，而造成下肢血管闭塞、肢端神经损伤，从而造成下肢组织病变。而"足"离心脏最远，闭塞现象最严重，从而引发水肿、发黑、腐烂、坏死，形成脱疽。目前，各大医院对糖尿病足患者一般采取截肢、搭桥或干细胞移植手术等方式进行治疗。因此，糖尿病足是一种很严重的并发症，一旦发现，最好是住院治疗。

六、糖尿病神经病变

糖尿病性神经病变是最常见的并发症，90%以上的糖尿病患者合并有糖尿病性神经病变。

糖尿病性神经病变主要由微血管病变及山梨醇旁路代谢增强以致山梨醇增多所致。全身各处的神经组织都可能受到糖尿病的损害。按其所在部位和功能，可将糖尿病神经病变分为中枢性神经病变和周围性神经病变两大类。

◎ 中枢性神经病变

中枢神经系统包括脑和脊髓，糖尿病与脑血管病变的关系如前面所述，糖尿病也可影响脊髓，表现为肢体感觉与运动失常、位置感觉消失、排尿困难与阳痿等。

◎ 周围性神经病变

周围神经病变包括颅神经、感觉神经、运动神经以及自主神经病变4种。

（1）颅神经病变　颅神经共有12对，多数都可受糖尿病的影响，颅神经病变的表现包括上眼睑抬不起来、眼球活动障碍、看东西重影、听力下降、口眼歪斜等。

（2）感觉神经病变　此类病变非常多见，主要表现为末梢神经炎，有时给患者带来极大的痛苦。末梢神经炎的症状为肢体疼痛、麻木，疼痛严重时有的患者会丧失继续生活的勇气；感觉异常，如有烧灼感、蚁走感、触觉过敏，但真正受到高温、低冷或刺伤等外界刺激时反而不能有正常的感觉，不能立即采取自我保护措施；还有的患者叙述"脚下没根"，"像走在棉花上一样"，容易跌倒。

（3）运动神经病变　与感觉神经病变相比，运动神经受连累的情况比较少见，主要表现为血管神经性病变，如全身无力、肌肉萎缩、肢体疼痛等。偶有单侧神经麻痹引起肢体瘫痪者，多数患者经过积极治疗，症状可以消失。

（4）自主神经病变　患者常大汗，特别是头、面部和躯干部大汗，四肢汗不多，吃饭或稍事活动就大汗淋漓，有的患者半身出汗；腹胀、大便失常、腹泻便秘交替出现；直立性低血压，患者往往躺着时血压高，一站起来血压就下降，甚至头晕跌倒；排尿障碍，或有排尿困难，或小便滴沥不尽；阳痿不育也很常见。这些症状都与糖尿病自主神经病变有关。

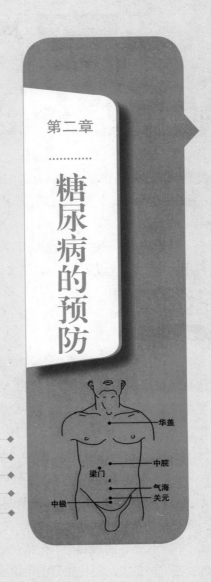

第二章

············

糖尿病的预防

华盖

中脘

梁门

气海

关元

中极

第一节　糖尿病的三级预防

一、一级预防

　　糖尿病的一级预防是指对易患糖尿病的人群和已有糖尿病潜在表现的人群采取非药物或药物防治措施，通过改变和减少不利的环境和行为因素，以使这类人群不患糖尿病。一级预防的对象包括糖尿病易发人群与糖尿病潜在人群，主要对象是有 2 型糖尿病家族史的非糖尿病者、肥胖及体力活动较少者、饮酒过多者、高血压病患者，以及年龄在 40 岁以上的人群。

　　糖尿病为一种非传染性疾病，虽然存在一定的遗传因素，但起关键作用的是后天的生活方式及环境因素。一级预防采取的措施主要是行为干预和药物干预。

◎ 行为干预

　　（1）应树立正确的饮食观和采取合理的生活方式，可以最大限度地减少糖尿病的发生率。过度摄入热量、营养过剩、肥胖、缺少运动等都是发病的重要原因，而这些原因是和人们的饮食观、生活方式息息相关的。所以，糖尿病的高危人群、潜在人群最好多吃一些低热量、低盐、低脂、低糖、高纤维、维生素含量高的食物。

　　（2）对体重要进行定期监测，体重增加时应及时限制饮食，增加运动量，使其尽早回落至正常范围，不要等到体重明显增加时才采取措施。运动及体力活动可减少体内的脂肪含量，增加肌肉组织的含量，促进有氧代谢，改善胰岛素抵抗，防止胰岛功能衰竭。杜绝一切不良嗜好，还要戒烟限酒。特别是糖尿病高危人群——那些有糖尿病家族史，本身又肥胖多食、血糖偏高的人群，尤应注意预防。

◎ 药物干预

（1）药物干预的重点在药物的选择上。预防糖尿病的理想药物既可改善糖耐量，又不会造成低血糖；既能降低血浆胰岛素的水平，又不会增加胰岛的负担，还不会出现血脂紊乱及体重增加等副作用。

（2）常用的预防药物主要有二甲双胍与 α-糖苷酶抑制剂。二甲双胍能抑制肝糖原合成、减少消化道对葡萄糖的吸收、促进外周组织对葡萄糖的摄取及利用，在降低血糖的同时，不但不会增加胰岛素的分泌，还会增强胰岛素的敏感性。二甲双胍可以直接改善糖尿病患者的胰岛素抵抗，有效地避免糖耐量异常（IGT）者血糖高的现象，这说明二甲双胍适合 2 型糖尿病的一级预防。但是需要注意的是，肾功能不全的人不能服用二甲双胍，否则会使病情加重，甚至会发生乳酸性酸中毒。

α-糖苷酶抑制剂可减轻胰岛 β 细胞负担，保护胰岛分泌功能；同时，它也是一种胰岛素增敏剂，可改善周围靶组织对胰岛素的敏感性。长期服用 α-糖苷酶抑制剂不会出现毒副作用，为药物预防糖尿病的较好选择。

一级预防是一种积极的预防措施，不仅可以在最大程度上降低糖尿病的发病率，减轻糖尿病对人类健康的危害，减少糖尿病给家庭和社会造成的负担，而且还可以从根本上延缓和避免糖尿病并发症的发生。

❤ 爱心小贴士

糖尿病的高危人群包括哪些？

糖尿病的高危人群是指目前血糖完全正常，但患糖尿病的危险性较大的人群。

高危人群包括以下几类人：父母、兄弟姐妹或其他亲属有糖尿病者；肥胖者，特别是糖耐量异常（IGT）或是空腹血糖受损（IFG）者；血糖曾经高过或者尿糖曾经阳性者；曾经有过糖尿病的症状者；生过4公斤以上的巨大婴儿的妇女。还有人主张把高血压、高血脂及吸烟者也列入高危人群的行列。

高危人群如不进行饮食控制、体育锻炼和心理调节，他们得糖尿病的概率会比其他人多得多。所以说，高危人群是预防糖尿病发生的重点对象，如能防止糖尿病高危人群转变为糖尿病患者，就可以使糖尿病的患病率大幅度降低。

戒除不良嗜好能减少糖尿病对机体的损害吗？

糖尿病患者要戒除不良的嗜好，如吸烟、过量饮酒、持续打麻将、生活无规律，这些不良嗜好都不利于糖尿病患者的血糖控制。尤其是药物治疗时，更是不利。饮酒可减少血糖在肝内合成肝糖原而升高血糖，长期饮酒可致脂肪肝、肝硬化。糖尿病患者本身就存在脂质代谢紊乱，血脂较高，饮酒更加重了这种损害。持续打麻将对腰肌、心脏都有不良的刺激。吸烟时，香烟中的尼古丁可兴奋交感神经，使心率加快，血压升高，加重冠状动脉和下肢小动脉的痉挛以致缺血缺氧，引起心肌缺血，下肢动脉硬化闭塞症，诱发或加重心绞痛及下肢血管病变，引起严重的并发症。因此，戒除不良嗜好对糖尿病患者是非常重要的。

二、二级预防

糖尿病的二级预防是指早期诊断出无症状的糖尿病及糖耐量减低者，对其进行早期干预、早期治疗，严格控制血糖，以使糖尿病的发病率降低并减少发生糖尿病并发症的危险。

通俗地说，糖耐量就是人体对葡萄糖的耐受能力。糖耐量能力减低就是说身体对糖的吸收及利用比正常人差。糖耐量减低的患者通常没有明显的不适感，但一定不可掉以轻心。

糖耐量减低是介于正常和糖尿病之间的中间状态，处于这种状态的人有极大的可能会发展成 2 型糖尿病患者。根据统计，几乎所有的 2 型糖尿病患者均会经过糖耐量减低这个阶段。糖耐量减低患者空腹时的血糖低于 7.8 毫摩尔 / 升，口服 75 克葡萄糖之后 2 小时的血糖高于 7.8 毫摩尔 / 升，但却达不到 11.1 毫摩尔 / 升；口服 75 克葡萄糖之后 0.5 小时、1 小时、1.5 小时 3 个时间段中，至少有一个时间段的血糖高于 11.1

毫摩尔/升。糖耐量减低的患者，若治疗得当，病情将不再发展，甚至还会恢复正常；若治疗不得当，就会发展成为糖尿病。对二级预防来说，对糖耐量减低的治疗是一个重点。

◎ 定期检测

二级预防的一个重要措施就是要定期测血糖，以便能够及时发现身体的不适。对中老年人来说，血糖检测应列入中老年的常规体检项目中。有些人测得血糖一次正常之后，便不再检测，这是无法显示身体的真实状况的，所以一定要做到定期检测。如果出现皮肤感觉异常、性功能减退、视力不佳、多尿、白内障等病症，就更要做到及时检测及治疗，争取早期治疗的宝贵时间。治疗时要综合调动饮食、运动以及药物等手段，将血糖长期控制在正常及接近正常的水平上，切忌半途而废。此外，确诊的糖尿病患者，平时还要定期测量血脂、血压以及心电图这些血糖的间接指标。

通过对血糖等指标的测量，若发现自己已有糖尿病的前期症状，或者已经是糖尿病患者，就要及时采取措施。不但要改变饮食上的不良习惯，减少热量、盐分以及脂肪等摄入，还要配合运动和体力活动。

◎ 药物治疗

二级预防中，药物治疗也是必不可少的。目前，1型糖尿病二级预防应用的药物及治疗方法主要有烟酰胺、胰岛素、免疫抑制剂、单克隆抗体以及光照射治疗等。

烟酰胺能增加胰岛素合成，使血糖降低，高浓度的烟酰胺可减少胰岛自身免疫产生的自由基对胰岛 β 细胞的破坏作用。临床上使用的免疫抑制剂主要有环孢菌素，其可增强体内细胞的免疫能力，减少因免疫紊乱对胰岛 β 细胞的破坏。糖尿病前期使用胰岛素可修复及保护胰岛 β 细胞，延缓病情发展，并有预防作用。单克隆抗体可使 β 细胞的破坏减少，有治疗早期1型糖尿病的潜在可能。光照射治疗是将患者的淋巴细胞，在体外通过甲氧补骨脂素发出的紫外光照射 4～5 小时后，再输入体内的过程，同氧自由基清除剂合用于糖尿病前期的防治，效果比较理想。

从理论上讲，一级预防所采取的任何措施都比二级预防更有效，但一级预防要实行相当长的时间才能见效，不是一蹴而就的。国内外一些最具科学性和权威性的临床试验显示，将血压、血脂和血糖控制在优良水平、体重维持在正常范围并努力避免诱发因素，如过分劳累、激动、各种感染等，对糖尿病的预防有十分重要的意义。甚至有人提出在糖耐量减退时就应该采取干预措施，这一思想的提出是糖尿病与其合并疾病防治方面的一个很大的进步。

三、三级预防

糖尿病的三级预防就是在糖尿病发生之后，预防糖尿病各种急性并发症，以及预防和延缓慢性并发症的发生和发展，减少患者的伤残及死亡率，尽可能地提高患者的生活质量。

由于糖尿病患者很容易并发其他慢性病，且易因并发症而危及生命，因此要对糖尿病慢性合并症加强监测，做到早期发现、早期治疗。早期预防是其要点，晚期则疗效不佳。早期诊断和早期治疗常可预防并发症的发生，使患者能长期过上接近正常人的生活。

◎ 并发症诱发因素

（1）糖尿病急性并发症常见的诱发因素　①各种感染，如呼吸道、消化道、尿道以及皮肤感染；②胰岛素用量不当，如用量过多、不足或突然中断等；③精神受到刺激；④饮食失调。

（2）糖尿病慢性并发症常见的诱发因素　①糖尿病脑动脉硬化；②糖尿病高脂血症；③糖尿病足等大血管或微血管病变；④感染；⑤吸烟；⑥肥胖；⑦饮食控制不当；⑧缺乏体育锻炼。

◎ 并发症预防措施

糖尿病患者应采取有效的措施来预防合并症的发生，常用的预防措施有：

（1）与医护人员配合，积极治疗糖尿病，使血糖长期控制在正常或接近正常的水平。治疗糖尿病的方法主要有饮食调养、运动调养、药物调养。具体调养治疗方案应根据病情而定，但是患者与医生密切配合十分重要。

（2）积极治疗高脂血症和高胆固醇血症。要长期坚持饮食调养，少吃动物脂肪，限制富含胆固醇的食物，如动物内脏、鱼子、蛋黄等。必要时需使用降胆固醇的药物。

（3）适当的运动对降低血糖、血脂，有效地控制体重，预防糖尿病合并症有较好的作用，因此需长期坚持锻炼。有严重心、肾等并发症者，其活动量应根据具体情况而定。

（4）调整体重。人们常说"裤带越长，寿命越短"，肥胖是长寿之敌，是多种疾病的温床，肥胖与动脉硬化的发生、发展有密切关系，肥胖型糖尿病对胰岛素不敏感。因此，有效地调整体重使之接近标准体重，对良好地控制血糖、预防糖尿病血管病变有着十分重要的意义。

（5）伴有高血压时，应加服降血压药，有效控制血压。

（6）不吸烟、不饮酒。

（7）建立正确、有规律的糖尿病饮食习惯。

（8）定期进行眼底、心电图、肾脏及神经系统检查，争取早期发现并发症，早期治疗。

❤ 爱心小贴士

严格控制血压对糖尿病患者有哪些好处？

控制好血压，有助于达到较好地控制糖尿病并发症的目的。目前，已证实有一些药物，如血管紧张素转换酶抑制剂（ACE），即我们平常所见的卡托普利（开博通）、依那普利、洛丁新、西拉普利（抑平舒）等，可以在降低血压的同时减少微量白蛋白尿，逆转或减缓糖尿病性肾病的发生或发展。无其他糖尿病并发症者，一般要求将血压控制在130/80mmHg为宜。

第二节　糖尿病的自我监测

一、血糖监测的时间及意义

理想的血糖监测应当是全天候实时监测。我们可以选择一天中具有特定意义及代表性的若干时间点，通过测定其血糖值来反映全天血糖的变化情况。一般地说，血糖检测根据时间的不同，可分为空腹血糖、餐前血糖、餐后 2 小时血糖、随机血糖（如睡前血糖、夜间血糖等），不同时间检测到的血糖，具有不同的临床意义。

◎ 空腹血糖

严格地讲，空腹血糖是指隔夜禁食 8 ～ 12 小时之后，于次日早餐前所测的血糖（通常不超过早晨 8 点），午餐和晚餐前的血糖不在此列。这是因为血糖受多种因素影响，在清晨空腹时检查能较大程度地排除这些影响，反映真实病情。

空腹血糖主要反映患者在无糖负荷刺激状态下的基础胰岛素的分泌情况，及患者前一天晚上所用药物对整个夜间乃至次日清晨血糖的控制情况。对于长期使用降糖药物的患者来说，空腹血糖的良好控制具有重要的意义。

空腹高血糖有 3 种常见情况：一种是黎明现象。正常人在夜间 12 ：00 以后，生长激素和皮质醇的生成量增加，该激素有升高血糖的作用，由于每个人在不同阶段产生的生长激素量不同，故黎明现象不是每个人都会发生。可在夜间 12 ：00 和早 7 ：00 各测 1 次血糖，早 7 ：00 血糖高于夜间 12 ：00 血糖 1.0 毫摩尔 / 升以上者可诊断为具有黎明现象。一种是苏木杰现象。苏木杰现象常发生在夜间，是由于用胰岛素过量后引起低血糖，机体为了调整血糖，便产生了大量升糖激素，使血糖升高；其特点是凌晨 3 ：00 左右血糖低于 3.9 毫摩尔 / 升。还有一种就是药量不足。其特点是睡前血糖高于空腹血糖或与空腹血糖相差无几，原因是晚间口服降糖药或胰岛素用量不足或进食过多。

需要注意的是，测空腹血糖最好在清晨 6 ：00 ~ 8 ：00 取血，采血前不服降糖药、不吃早餐、不运动。如果空腹抽血的时间太晚，所测的血糖值很难真实反映患者的治疗效果。

◎ 餐前血糖

餐前血糖是指午餐和晚餐前的血糖，反映胰岛 β 细胞分泌功能的持续性。餐前血糖可指导患者调整将要吃入食物的量和餐前注射胰岛素或口服药的量。

◎ 餐后 2 小时血糖

餐后 2 小时血糖是指早、中、晚餐后两小时测定的血糖，主要反映进餐后胰岛 β 细胞的分泌能力及饮食治疗和药物治疗的综合治疗效果。另外，测定餐后 2 小时血糖还有助于早期发现 2 型糖尿病。

◎ 睡前血糖

睡前血糖主要反映胰岛 β 细胞对晚餐后高血糖的控制能力。监测睡前血糖主要是为了指导患者夜间用药或注射胰岛素剂量，避免夜间发生低血糖。

◎ 凌晨 3 点血糖

监测凌晨 3 点血糖有助于鉴别空腹高血糖的原因，究竟是黎明现象还是苏木杰现象，因为这两种情况的临床处理方法截然不同。

二、血糖监测的次数

血糖监测是确保血糖控制安全达标的必要手段，血糖监测的次数取决于多种因素，包括治疗的类型、血糖控制的程度、短期内治疗是否需要调整、是否有其他突发疾病或特殊情形（如妊娠、手术）等。血糖的检测还有很多规律和技巧，过多监测血糖对血糖控制几乎无任何附加益处，血糖监测太稀疏又达不到效果。因此，血糖监测的次数安排要根据糖尿病患者的具体病情而定。一般来讲，对血糖控制要求越高、血糖越不稳定，越是需要加强血糖监测。

（1）对于血糖控制较稳定的患者，血糖监测的间隔可以较长些，可以每隔1～2周选择一天，查空腹血糖及餐后2小时血糖。

（2）当患者近期血糖常常偏高时，应及时监测空腹血糖及餐后2小时血糖，以便较准确地反映出患者血糖升高的水平。如患者近期经常出现低血糖，则要注意检测餐前血糖和夜间血糖，必要时，还要在一天的不同时段测4～6次血糖，以了解患者一天中血糖的变化规律。

（3）对于血糖控制不达标或病情不稳定的糖尿病患者、计划妊娠或妊娠期的糖尿病患者、经常发生无症状性低血糖的糖尿病患者（如老年患者或合并严重神经病变者）、处于应激状态（如感冒发烧、严重感染、急性心脑卒中、严重创伤及围手术期）的糖尿病患者、最近诊断的糖尿病患者、日常生活习惯有所改变（如运动、旅行、饮食习惯改变等）的糖尿病患者、调整治疗方案期间的糖尿病患者，则每隔3～4天就要监测一次全天血糖谱（4～8个时点），以便准确地了解患者全天血糖的波动情况。

（4）接受胰岛素强化治疗的患者（如带胰岛素泵者），特别是在调整胰岛素剂量、更换胰岛素剂型或更改注射次数等情况下，应每日测定5～8次血糖（"5次"是指空腹、3餐后2小时及睡前的血糖；"8次"是指3餐前后、睡前及凌晨3点的血糖）；口服降血糖药物治疗的患者，在开始服药的前两周，应每周连续3天，每天测5次血糖，以便了解不同时间内血糖的情况，确定适宜的药物及剂量。血糖稳定后，每周只需测1天的早餐前、餐后2小时和睡前的血糖。

血糖监测的次数十分灵活，患者可以根据自身的病情，结合自己的生活方式安排。如果患者出现血糖过高或过低的症状时，应随时测定。

三、定期到医院检查

糖尿病慢性病变及其并发症常使患者伤残，甚至危及生命。所以，糖尿病患者定期到医院进行检查是很有必要的，如果检查发现并发症就可以得到及时治疗。患者需要定期到医院做以下几个方面的检查：

◎ 眼底检查

通过眼底检查，可以了解有无视网膜病变、白内障及青光眼。糖尿病视网膜病变在早期往往没有症状，晚期则没有良好的治疗方法。糖尿病主要损害视网膜的微小血管，早期表现为毛细血管内皮细胞受损，通过眼底检查就可以看出微血管的变化。因此，患者应坚持对眼底进行定期检查，避免延误病情、错过最佳的治疗时机。

◎ 血脂检查

糖尿病患者往往同时合并血脂异常，这些都属于心血管病的危险因素，与糖尿病慢性并发症直接相关。因此，应当早检查、早发现、早干预。

◎ 尿常规检查

尿常规检查包括尿糖、尿蛋白、尿酮体、白细胞等多项指标，这些指标可以间接反映患者的血糖情况，明确是否存在酮症酸中毒、是否有泌尿系统感染等。

◎ 糖化血红蛋白检查

通过糖化血红蛋白检查，可以了解患者一段时期内血糖控制的情况，也可预测糖尿病慢性并发症的发生及发展情况。

◎ 心电图检查

通过心电图检查，可以发现有无冠心病及心功能不全。

◎ 肝、肾功能检查

通过肝、肾功能检查，可以了解有无肝功能异常及糖尿病肾病。

◎ 血糖监测

血糖升高是目前诊断糖尿病的主要依据，血糖测定又是判断糖尿病病情和控制情况的主要指标。糖尿病诊断时用空腹静脉血浆测定，正常范围是 3.9 ～ 6.1 毫摩尔 / 升。空腹血浆葡萄糖大于或等于 7.0 毫摩尔 / 升即为糖尿病（需另一天再次证实）。自我监测血糖就是为了有效地控制血糖水平，防止并发症发生，可根据血糖的变化情况及时调整药物和治疗方案。

◎ 体重、腰围检查

对于肥胖的糖尿病患者，更应该有计划地减轻体重，至少保持体重不再升高。

◎ 血压检查

一半左右的糖尿病患者同时合并高血压，糖尿病高血压比单纯高血压预后要严重得多。因此，对糖尿病患者的血压控制应更加严格。

糖尿病患者应定期门诊复查，就诊时应携带历次看病的病历、化验单以及平日在家中的血糖监测结果，供医生参考。

♥ 爱心小贴士

糖尿病患者为何要定期监测血糖、血压和血脂？

血糖、血压和血脂这三个方面的指标对糖尿病并发症的预防具有重要价值。一般可通过监测这三个指标来调整药物用量、用法，甚至药物种类。通常三个月测一次糖化血红蛋白，平时不定期监测8次血糖（三餐前后，晚上睡前，凌晨三点），血压可经常自测，血脂2～3个月测一次即可。

四、自我监测病情

良好的治疗需要医患双方的配合，患者本身也是糖尿病治疗队伍中的重要一员，要想控制好血糖、纠正代谢紊乱，患者就必须学会自我血糖（或尿糖）监测及自我保健。那种单纯依靠自觉症状评估病情的做法是绝对错误的。

利用血糖仪，在家中定期进行自我血糖检测很有必要，血糖仪操作简单，患者可随时随地监测血糖。患者可根据血糖的变化及时调整胰岛素等药物的剂量，从而严格控制血糖。血糖仪的使用方法如下：

（1）检查血糖仪功能是否正常，试纸是否过期，试纸代码是否与血糖仪相符。每盒试纸都有编码，需在测量前根据试纸的编号调整仪器。

（2）采血针安装在采血笔内，根据皮肤厚薄程度调好采血针的深度。

（3）采集血样时要彻底清洗和干燥双手，温暖并按摩手指以促进血液循环，并将手臂短暂下垂，让血液流至指尖。

（4）用75%的酒精消毒指腹，待干。打开血糖仪开关，用吸血的血糖仪，就取一条试纸插入机内；用滴血的血糖仪，就取一条试纸拿在手上。手指不可触及试纸测试区，取出试纸后随手将盖筒盖紧。

（5）采血笔紧挨指腹，按动弹簧开关，针刺指腹。手指两侧取血最好，因其血管丰富而神经末梢分布较少，不仅不痛而且出血充分，不会因为出血量不足而影响结果。不要过分挤压，以免组织液挤出与血标本相混而导致血糖测试值偏低。

（6）用吸血的血糖仪，就将血吸到试纸专用区域后等待结果。用滴血的血糖仪，就将一滴饱满的血滴或抹到试纸测试区域后将试纸插入机内等待结果。不要追加滴血，否则会导致测试结果不准确。

（7）采血成功后，用棉棒按压手指10秒钟至不出血为止。

（8）监测值出现后记录，关机。检测完毕将采血针戴上帽后妥善处理。

对血糖比较平稳的患者，也可用尿糖试纸，通过测尿糖来监测自己的血糖水平。测定尿糖的方法主要有两种，即班氏试液法和尿糖试纸法。班氏试液法是用滴管取班氏定性试剂1毫升（约20滴），放入试管中，再滴入2滴待测的尿液，混合后加热煮沸，观察其颜色的变化。试剂不变色为（－），表示尿糖阴性；绿色为（＋），黄绿色为（＋＋），土黄色为（＋＋＋），砖红色为（＋＋＋＋），加号越多，表示尿液含糖量越大。尿糖试纸法是将尿糖试纸浸入尿液中湿透，拿出来，在规定的时间内观察试纸的变化，并按说明书上的比色对照，根据接近的颜色来判断尿糖加号。

　　一般而言，糖尿病患者的肾糖阈变化较大，测尿糖不如测血糖准确，且测尿糖不能反映低血糖。糖尿病患者的自我监测一定要长期坚持进行，以达到控制好血糖的目的。

❤ 爱心小贴士

糖尿病患者的自我监测有哪些好处？

　　糖尿病患者进行自我监测，具有以下好处：

　　（1）鼓励患者积极参与糖尿病的治疗，增加患者治疗疾病的责任感。

　　（2）使患者对自己的病情有客观的了解，教育患者如何控制血糖，增加治疗的自觉性。

　　（3）及时发现低血糖。

　　（4）帮助医生确定适宜的治疗目标和最佳的治疗方案。

　　（5）更好地控制血糖，预防急、慢性并发症的发生。

五、血糖监测注意事项

　　糖尿病患者监测血糖主要是看目前的治疗效果如何，所以测血糖时患者的饮食、运动、用药及生活中的各种情况应尽量与平时一致。

◎ 测空腹血糖

　　测空腹血糖应在早晨 6 ～ 7 点，未用降糖药之前进行测试。如果患者上午九点至十点钟到医院检测，即使还未进餐，所测得的血糖也不能反映患者的真实情况。因为前一天晚上所用的降糖药物此时已经失去作用，加之未进餐，肝糖原分解，所测得的血糖常较高。

◎ **监测餐后血糖**

监测餐后血糖时，三餐后都要测。因为每餐后的血糖变化都不一样，某一餐后的血糖不能代表其他餐后的血糖。

◎ **出现低血糖**

如果出现低血糖反应，应尽快测血糖，最好是在 10 分钟之内。因为当出现低血糖后，体内的很多升糖激素会马上分泌，10 分钟左右血糖就会升高（"苏木杰"现象），而且会大大高出平时的血糖水平。所以当怀疑有低血糖时要马上测血糖，如果测得晚了，血糖正常或升高都不能明确是低血糖后的高血糖反应还是本来就没有发生低血糖。

第三节　糖尿病的日常预防措施

一、合理安排作息时间

对于糖尿病患者来说，养成良好的作息习惯是非常重要的。生活作息规律，不仅能够稳定病情，预防并延缓并发症的出现，还有助于情绪的稳定，从而对病情的稳定也有很大的帮助。临床调查显示，许多糖尿病患者出现血糖较大波动或突发糖尿病危症等情况，都与熬夜、突击工作、过度疲劳或生物钟紊乱有密切的关系。因此，合理地安排生活、合理地安排作息时间对防治糖尿病是极其重要的。

（1）睡眠规律与人体代谢、神经系统功能、血糖都有密切的关系。所以，糖尿病患者应合理安排睡眠时间。患者每天应保持 7 ～ 8 小时的睡眠，应尽量固定每天起床与睡觉的时间，尤其是起床时间，有规律地起床有助于晚上有规律地入睡。糖尿病患者宜早睡觉，因为熬夜会破坏体内的生物钟，干扰正常的代谢活动，使肾上腺素及去甲肾上腺素分泌增多，血糖增高，引起机体的抵抗力降低等。另外，患者应当养成每日适当午睡的习惯，每天在午后睡 30 ~ 60 分钟，不仅能缓解疲劳，还有助于血糖水平的稳定。

（2）良好的作息习惯还要求糖尿病患者有规律地进食，这也是糖尿病饮食治疗对患者的要求。患者不仅要对每日 3 餐的食物定量，更应保证定时，这也关系着患者的药物治疗和运动治疗。需要注意的是，患者晚上不要食用有刺激性的食物，如巧克力、含咖啡因的苏打水和茶等，这些东西会延迟睡眠时间且影响睡眠质量。同时，患者还应改掉晚饭进食时间过晚或吃夜宵的习惯，这些习惯对糖尿病病情的稳定非常不利。

（3）糖尿病患者运动时间要有规律。糖尿病患者运动的目的不仅仅是简单地锻炼身体，而是一种治疗手段。患者要制定一份合理的运动计划，患者应选择低强度的运动项目，以饭后运动最佳。

（4）糖尿病患者制定好作息时间后应告知家人、朋友，以便配合和监督执行。

二、科学睡眠

中医认为，睡眠是人体一种规律性的自我保护机制，对人体糖代谢等多种生理机制有着举足轻重的作用。所以，科学的睡眠对于糖尿病患者来说有着极为重要的意义。

（1）睡眠可以调解人体内脏功能。睡眠是一种相对平静的人体活动状态，在睡眠时机体对于血液的需要量减少，人体各个脏器的生理功能在夜间得到了较好的修复。血糖是人体各个脏腑器官正常工作的原动力，脏腑的功能状态与血糖浓度有着极为密切的关系，脏腑功能良好是血糖顺利分解、利用的保证。睡眠还可以帮助个体调整心理。不良的心理情绪及过分兴奋的心理状态是血糖增高的一个重要因素，当人们情绪波动时，机体会分泌大量抵抗胰岛素的激素，使得血糖升高。因此，保证心理平和、情绪稳定是控制血糖增高的重要方法。

（2）良好的睡眠是血糖的镇静剂，可以帮助糖尿病患者稳定血糖。

因此，每一位患者都应做到科学的睡眠。情绪稳定是良好睡眠的首要前提，睡前情绪激动会造成神经系统兴奋，进而造成入睡困难。安静的环境是良好睡眠的保证，环境中的声音强度对睡眠质量也有着较大的影响。相对安静的环境有利于人们较快地入眠，也能够促进人们的睡眠深度；光线和温度是睡眠环境的重要组成部分，适宜的光线强度、温度也是人们获得良好睡眠的必要条件；适宜的卧具也能够很好地促进睡眠，床、被褥、枕头等卧具是人类进行睡眠的必备之物，床铺的大小、高低、软硬及被褥、枕头是否舒适，对个体的睡眠质量有着最为直接的影响；健康的身体也是良好睡眠的保证，一些疾病（包括糖尿病和糖耐量低减）会造成脏器损害，进而影响个体睡眠，甚至并发各种睡眠障碍；充足的睡眠是良好睡眠的必备条件，良好的睡眠需要质的保证，也需要量的保证。另外，适宜的体育锻炼能够促进睡眠。有研究证明，下午 6 点人体体力和耐力达到最高峰，可以增加活动量。因此，很好地利用这一时间稍做运动，可以起到促进睡眠的作用。

（3）如果条件允许的话，每天应尽量保证 1 小时的午睡时间。有研究指出，午睡不仅可以帮助人们恢复体力，也能够在一定程度上保持血糖的相对稳定。

（4）糖尿病患者睡前应尽量避免吃东西、喝酒、吸烟、与人争辩这些不良的习惯。这些不良习惯会使大脑神经兴奋，不利于顺利入睡。还有一些患者使用安眠药等助睡眠措施，这很容易使个体产生睡眠依赖，使得患者脱离这些助眠措施后，出现不同程度的睡眠障碍。因此，应尽量避免使用安眠药等助眠措施。

三、戒烟限酒

中医学典籍特别指出，"饮酒甘肥过度"是导致糖尿病发生的主要原因。现代科学研究证明，吸烟是造成高血压、动脉硬化的危险因素之一。尤其是烟和酒的结合，对心、肝、脑、肺等器官伤害极大，于健康非常不利。因此，糖尿病患者在治疗期间必须戒烟限酒。

（1）香烟含有的一氧化碳、尼古丁、烟碱等有害物质被吸入人体后，会对人体健康产生很大的危害。尤其是一氧化碳进入人体后会与血红蛋白结合，从而直接影响血液输送氧气的功能，进而导致血液流动阻力增大，脂类物质大量沉积于血管壁，并形成动脉硬化。因此，糖尿病患者大量吸烟会大大增加合并高脂血症、动脉粥样硬化的可能性。不仅如此，烟草中含有的烟碱会刺激肾上腺素分泌，当大口吸入香烟时，会使人精神兴奋、血管收缩，这对糖尿病患者是不利的。因为血管收缩和肾上腺素的分泌量增多都会使机体处于一种应激状态，使抑制胰岛素分泌的物质分泌量增多，血糖升高，这对糖尿病患者有直接的危害；而且糖尿病患者容易并发心血管疾病，而吸烟会使心跳加快、血压升高、血管痉挛、心肌供血减少。故糖尿病患者吸烟对心血管的危害犹如雪上加霜。另外，糖尿病患者还会发生多种并发症，如糖尿病神经病变、脉管炎、视网膜病变、白内障、糖尿病肾病等，使人体抵抗力下降，而吸烟也会给体内各脏器带来危害，损害人体的免疫功能，加重糖尿病引起的种种并发症。有研究证明，长期大量抽烟是糖尿病患者血糖难以控制的原因之一。因此，糖尿病患者必须戒烟，否则难以取得理想的治疗效果。

（2）少量饮酒对人体健康有一定的益处，但是长期、大量饮酒对糖尿病患者的治疗极为不利。酒中所含的酒精只能供热能，每克酒精可产生热能7千卡，几乎不含任何营养成分，且酒精要在肝脏中氧化代谢。所以，长期饮酒对肝脏有严重的损害，会引起酒精性脂肪肝和肝硬化，而且长期饮酒会导致脂肪代谢紊乱，引起血清甘油三酯升高。少数服磺脲类降糖药物的糖尿病患者饮酒后，易出现心慌、气短、面颊红的现象；注射胰岛素的患者若空腹饮酒，易引起低血糖。由于患者只饮酒而不进食食物，酒精可抑制肝糖原的分解，使血中的葡萄糖含量减少，所以会出现低血糖症状。此外，长期大量饮酒还可引发糖尿病酮症酸中毒、性功能障碍、高血压、冠心病等并发症，对患者的病情稳定甚或生命安全都会造成威胁。患者可适量地饮用酒精含量低的啤酒、果酒、黄酒等，但饮用后应相应减少主食量，并注意这类低度酒也不要空腹时饮用或者过量饮用。

四、控制体重

体重的增加会加重糖尿病的病情，导致患者的血糖水平不易降低。这是由于人体在体重的增长过程中，所需要的胰岛素量也会相应地增多，这不仅会加重胰岛 β 细胞的负担，而且严重时会导致胰岛 β 细胞功能衰竭，导致病情恶化。所以，控制体重对糖尿病患者来说是极为必要的。

每一位糖尿病患者都应准确了解自己的标准体重，患者可以通过下面的两个简易公式来计算体重是否符合标准：

40 岁以上患者：身高（厘米）−100= 标准体重

40 岁以下患者：身高（厘米）−105= 标准体重

患者一旦发现体重超标，则应立即采取恰当的减肥措施，以保证病情的稳定。

（1）控制日常饮食　控制每餐的进食时间和数量，做到定时、定量进食。不要吃高脂肪、高糖分、高热量的食物，控制好总热量的摄入量，摄入更少的热量必然可以阻止体重增加。患者可以多吃些水果、蔬菜和谷物，用水代替高热量饮料。另外，患者可以咨询专业营养师，制订一份合理的膳食计划。

（2）坚持运动　体育活动可使葡萄糖从血液转入细胞内，每天进行适度的体育锻炼，不仅能有效地减轻体重、达到减肥的目的，还有助于胰岛素敏感度的恢复，可增强机体利用胰岛素的能力。患者每天至少要进行 30 分钟的体育活动。比如，午餐后与同事走一走，看电视时练练哑铃或健身球，有空爬爬楼梯等。

（3）正确使用胰岛素　不要想靠控制胰岛素的注射量来避免体重增加，因为这样做的风险很高。胰岛素用量不足，会导致血糖升高，发生糖尿病并发症的风险升高。过量的胰岛素又会加重饥饿感，增加食欲，多吃则会增加体重。因此，合理掌握胰岛素用量是十分重要的。患者还需要注意的是，有些糖尿病治疗药物，包括二甲双胍、胰高血糖素样肽 −1 类似物和胰淀素类似物，可促进减轻体重，减少胰岛素用量。

（4）定期测量体重　查看体重是否超重，还应做好体重记录，以便医生为患者适时地调整治疗方案。

五、严格遵守"七戒"

糖尿病患者要想有效地预防各种糖尿病急、慢性并发症，改善生活质量，就应该对自身疾病高度重视、积极治疗。但对糖尿病的治疗应该把握好一个度，不能矫枉过正，否则将会引发新的问题。因此，糖尿病患者应遵守以下"七戒"。

（1）**戒运动过度** 运动对糖尿病患者的益处是多方面的，如可增加机体热量消耗，改善胰岛素抵抗，降低血糖等。但运动要循序渐进，掌握好运动方式和运动强度，否则也会适得其反。剧烈地运动可兴奋交感神经，导致儿茶酚胺等胰岛素拮抗激素的分泌量增加，使血糖升高。此外，运动时间过久、运动量过大（特别是在空腹状态下），会显著增加低血糖的危险。还要指出的是，并非所有的糖尿病患者都适合运动，如合并肾功能损害患者、严重高血糖者、活动期眼底出血者等都不适合运动。因此，糖尿病患者运动之前，做一次全面体检非常必要。

（2）**戒降糖过度** 糖尿病患者往往比较担心高血糖，但低血糖也有很大的危害，轻者表现为心慌、出汗、头晕、瘫软无力，重者会严重损害中枢神经，导致意识障碍、昏迷乃至死亡。而且低血糖会使交感神经兴奋性增加、血管收缩、血压升高，导致如心梗、脑血栓等心脑血管意外。另外，长期慢性低血糖还可引起患者脑功能障碍及痴呆症。

（3）**戒节食过度** 有些患者认为吃得越少越好，但过度节食或者偏食，将会引起营养不良、贫血、饥饿性酮症，降低机体的抵抗力和修复力。过度节食还会引起低血糖后血糖反跳性升高，不利于血糖的平稳控制。饮食治疗是要在保证患者基本生理活动所需的前提下，适当限制食物的总热量，同时保持营养平衡。另外，对明显消瘦或者妊娠期的糖尿病患者，应当适当放宽饮食控制标准。

（4）**戒思虑过度** 许多糖尿病患者整日忧心忡忡、焦虑不安，导致血糖升高或波动，糖尿病患者一定要正确对待疾病，既不能不重视，也不能被它吓倒，应力求保持心理平衡，以助血糖的平稳控制。

（5）戒依赖过度　糖尿病患者不要过分依赖药物，药物治疗只是糖尿病治疗的一部分，同时还需要饮食治疗和运动治疗的配合；患者也不要过于依赖医生，糖尿病的治疗不单要靠医生，还要靠患者积极主动地参与，而不是被动地接受。

（6）戒瘦身过度　肥胖是导致糖尿病的危险因素之一，超重者减肥有助于改善胰岛素抵抗，提高降糖药物的疗效。但是，也并非越瘦越好，过于消瘦会导致营养状况恶化，机体免疫功能以及抗感染能力下降。糖尿病患者减肥的程度应当以符合标准体重为宜。

（7）戒大意过度　有些糖尿病患者觉得糖尿病对其健康并无大碍，采取不以为然的态度，既不按时用药，也不注意饮食；有些患者开始时很重视，时间一久就逐渐放松了警惕和要求。糖尿病的治疗要长期坚持，如果大意将会延误病情，并有可能造成严重的后果。

六、外出活动做到"五个携带"

糖尿病患者在血糖控制稳定的情况下可以旅行或郊游，但是患者在外出活动时，应注意以下"五个携带"。

（1）随身携带一张自制的糖尿病卡。卡上要注明自己的姓名、年龄、住址、工作单位、联系电话、血型、所患糖尿病类型、正在使用的降糖药物名称等，此外，还要注明发生紧急情况时的联系人、联系医院及主管医师等。

（2）随身携带糖果或其他易于消化吸收的食物，如饼干、面包、果汁等，当不能按时吃饭时，或过度运动后出现头晕、手颤、出冷汗、四肢发软、心跳加快等低血糖反应时，可及时食用。

（3）随身携带水壶，尤其是远离城区时要带足饮水，口渴时要及时饮水，以免发生高渗性昏迷等危急情况。

（4）长时间外出时，一定要携带平日自测血糖或尿糖的试纸和仪器，不要因为外出而中断血糖和尿糖的监测。

（5）凡使用降糖药物治疗的患者，应随身携带正在使用的药物，不要因为外出而随意中断治疗。每天需要多次注射胰岛素的患者，建议改用胰岛素泵，它不仅能免去一日数次注射的麻烦，还能给外出生活带来更大的方便和自由，大大提高生活质量。

第四节　糖尿病的季节性预防措施

一、糖尿病患者春季预防措施

早春季节寒冷，因糖尿病患者多伴有大血管病变，故冠心病、脑血管病、下肢血管病以及高血压等并发症发病率较高，寒冷刺激更会加重这些病变引发心绞痛、心肌梗死、脑血管意外等。因此，老年糖尿病患者在早春时节更应注意监测血糖，严格控制糖尿病。同时，还要注意适当进行体育锻炼，增强体质，保持心情舒畅；戒除吸烟、饮酒等不良嗜好；保持血压平稳，患冠心病者要按时服用改善心肌供血的药物。

二、糖尿病患者夏季预防措施

夏季天气炎热，出汗较多，高血糖的渗透性利尿作用可导致失钠和脱水，若得不到及时补充，可诱发低血压、高渗性昏迷等，因此糖尿病患者夏季应多补充水分。需要注意的是，尿糖较实际血糖水平偏高，监测血、尿糖时，以血糖为标准，以免导致低血糖发生。夏季皮肤潮湿，皮肤暴露于外，易并发皮肤感染。另外，夏季气候闷热潮湿，影响睡眠，潮湿环境加上本身就高血糖，更易患湿疹、手足癣等；夏季还易患肠道传染病。以上均可使糖尿病病情加重，必须加以预防。

三、糖尿病患者秋季预防措施

秋季气候干燥，要注意补充水分。糖尿病患者还应注意保护和滋润皮肤，以防皮肤出现瘙痒等症状。秋季易患咳嗽，诱发支气管炎，常表现为咽干咽痛、干咳无痰，可服养阴清肺中药加以预防，以防疾病恶化。

四、糖尿病患者冬季预防措施

冬季寒冷，人们室外活动相对减少，进食相对增多，致使血糖升高，以上各种因素均可导致冬季糖尿病病情相对加重，因此糖尿病患者冬季必须加以注意。

（1）防呼吸道感染　气温下降，季节转化，糖尿病患者抵抗力低，容易发生呼吸道感染。故糖尿病患者应适当加强有氧运动，如慢跑、散步、打太极拳、舞太极剑等，对增强呼吸道功能有一定的帮助。另外，应注意保暖，加强个人防护，尽量避免或减少进出人流密集的场所，注意口腔和鼻腔的清洁及护理。

（2）防尿路感染　冬季人们的饮水量下降，尿液冲刷尿道以保持泌尿道清洁的作用减弱，因此泌尿系感染的机会增多，尤其是女性糖尿病患者。因此，要控制好血糖，并保证每天喝2000毫升水，这样才有足够的尿液冲刷尿道，以降低感染的概率。

（3）防糖尿病足　糖尿病患者易并发周围神经及微血管病变，对外来的机械损伤和温度感觉迟钝或消失，天冷取暖时极易烫伤，且不易痊愈，进一步发展可至感染、溃烂，甚至足部坏死，即糖尿病足。患者应穿柔软的棉线袜，鞋码要合脚，防止各种损伤的可能；还应积极、正规地治疗脚癣、甲沟炎等足部疾病。

❤ 爱心小贴士

为什么对糖尿病患者要强调冬季护脚？

糖尿病若长期得不到满意控制，血糖过高，会出现下肢大血管和微血管病理性改变，导致动脉粥样硬化及血栓形成，使血管管腔狭窄或阻塞，微循环阻碍，继而导致肢端缺血、溃烂、感染、坏疽；还可伴有周围感觉、运动及自主神经病变，引起触、温、痛觉降低或消失，这就使组织受损不易被患者察觉，伤口极易感染，出现溃烂、坏疽。另外，自主神经病变常引起无汗、干裂、感染，发生坏疽；运动神经病变常引起足的畸形、下肢关节、肌肉萎缩等。冬季气候寒冷，寒冷刺激一方面可诱发高血糖，另一方面可使周围血管收缩，使本已缺血的下肢缺血更加严重，极易诱发足部坏疽。因此，冬季糖尿病患者更应注意保护足部，做到鞋袜要保暖、柔软、舒适；经常检查自己的足部有无损伤、畸形；积极治疗鸡眼、胼胝、脚癣；注意足部卫生，经常用温水或中药洗剂泡脚，改善下肢血液循环。糖尿病一旦合并肢端坏疽，很难治愈，甚至需要截肢，为避免其发生，糖尿病患者要非常重视护脚。

第五节　特殊糖尿病患者群的预防措施

一、儿童糖尿病

儿童也会患糖尿病，且发病率正在逐年增加。儿童糖尿病与成人糖尿病一样，有 1 型糖尿病、2 型糖尿病之分。

◎ 病因

儿童 1 型糖尿病多数由病毒感染引起，如腮腺炎病毒、柯萨奇病毒、EB 病毒、风疹病毒、水痘病毒，甚至麻疹病毒等。这些孩子在遗传上存在某种缺陷（有易感基因），使得病毒感染后产生了针对自身胰岛的免疫反应，造成胰岛细胞破坏，导致胰岛素缺乏而患糖尿病。

儿童 2 型糖尿病多与肥胖和遗传因素相关，据对肥胖儿童、青少年的调查表明，肥胖儿童有 2 型糖尿病者占 3.8%，糖耐量异常者（糖尿病前期状态）占 5.7%，发病率远高于 1 型糖尿病。

◎ 临床表现

儿童 1 型糖尿病通常有典型的多尿、多饮、多食和体重减轻的症状。婴儿多尿、多饮不易被发觉，容易发生脱水和酸中毒。年幼儿童因夜尿增多可发生遗尿。部分患儿消瘦伴疲乏、精神萎靡，可有腹痛、恶心、呕吐和便秘。酮症酸中毒时可有呼吸困难、气促，呼出的气体有烂苹果味（酮味），严重酸中毒时可出现嗜睡、昏迷、抽搐。患糖尿病的孩子如果不及时治疗，往往容易出现酮症酸中毒而危及生命。2型糖尿病儿童起病时多饮、多尿症状可能不明显，但有逐渐消瘦的现象，有的也会出现视力下降，等到有明显症状时，其病程往往已在半年至1年以上。

糖尿病儿童如果血糖控制不良或治疗不当，不仅会影响生长发育，而且可引起许多慢性并发症，如糖尿病肾病、眼病、心脏病和神经病变等。

◎ 饮食调养

除应用胰岛素外，进行饮食控制也很重要，饮食治疗必须与胰岛素治疗同步进行。患儿可根据每日所需总热卡安排饮食，每天总热卡（千卡）=1000+〔实际年龄 ×（70 ~ 100）〕。

每日饮食热量中，糖类（原称碳水化合物）占 55% ~ 60%，蛋白质占 10% ~ 20%，脂肪约占 30%。总热卡分三大餐和三小餐（餐间点心和睡前点心），但一般较难确定个体的能量需求。尤其是处于生长高峰期的儿童，他们体育活动量各不相同，可以根据个人的胃口和家庭习惯安排饮食，不吃甜食、不使体重超重就可以了。

◎ 预防措施

儿童应养成良好的生活习惯，不要暴饮暴食，以减轻胰腺的负担。饮食应粗细搭配、荤素搭配，避免体重超重和肥胖。婴儿出生 8 个月内最好母乳喂养。平时尽量减少病毒感染机会。有糖尿病家族史的小孩和肥胖儿童应定期检查血糖、尿糖。如果有多饮、多尿、多食或遗尿现象，应查尿糖是否阳性，以便及早发现糖尿病，及早治疗。对发生昏迷的儿童一定要查血糖，以排除糖尿病酮症酸中毒引起的昏迷。

肥胖儿童可能发生2型糖尿病吗？

　　肥胖儿童易诱发2型糖尿病。肥胖是2型糖尿病最重要的危险因子之一，肥胖持续的时间越长，演变为2型糖尿病的危险性越高。肥胖越严重，糖尿病患病率越高。中度肥胖者糖尿病患病率是正常体重者的5倍，重度肥胖者糖尿病患病率为正常体重者的10～21倍。2型糖尿病的发生率随着肥胖者人数的快速增加，呈现相一致的上升趋势。

二、妊娠糖尿病

　　妊娠糖尿病是指妇女在妊娠期发生或发现的糖尿病。1979年世界卫生组织（WHO）将其列为糖尿病的一个独立类型，如果已确诊为糖尿病的妇女合并妊娠时则不属于此类。妊娠糖尿病占孕妇糖尿病的95%，糖尿病患者合并妊娠只占5%。大多数妊娠糖尿病患者于分娩后，糖耐量试验可恢复正常，但国外报告显示，随访5～16年后，妊娠糖尿病患者转变为2型糖尿病的概率为17%～63%。故妊娠糖尿病患者不加以重视，不及时诊断、治疗，产后不采取有力措施进行预防，将可能转变成2型糖尿病。

◎ 临床表现

　　妊娠糖尿病的孕妇大多数无任何特殊不适感，即使发生一些多食、多饮、多尿现象，孕妇亦往往会认为是腹内孕育胎儿所致，故容易被忽视。如不及时检查发现，待有妊娠期高血压、羊水过多、胎儿大于孕月、泌尿系感染及霉菌性阴道炎等合并症时再检查血糖，糖尿病对母婴已造成一定的影响与危害了。

◎ 早期发现、早期诊断

　　鉴于妊娠糖尿病孕妇往往无特殊不适感，故目前在医院门诊围产保健工作中，对孕妇均进行常规的糖尿病筛查，尤其是对有高危因素、容易发生妊娠糖尿病的孕妇，均应在首次产前检查时即做相关的筛查。高危因素包括：①直系亲属有糖尿病家族史。②年龄≥30岁。③明显肥胖。④有异常妊娠分娩史，如流产、早产、死胎、死产、新生儿不明原因死亡及新生儿畸形等。⑤有生产巨大儿史（胎儿出生体重超过4公斤）。⑥有过妊娠糖尿病史。⑦本次妊娠胎儿有异常（羊水过多，胎儿畸形）。⑧本次妊娠有其他妊娠合并症。⑨有糖尿病症状。⑩尿糖阳性。

　　对有以上高危因素的孕妇，要查空腹血糖，一般孕妇空腹血糖值应为5.3～5.6毫摩尔/升。如空腹血糖正常，则进行妊娠糖尿病筛查，即在清早空腹服50克葡萄糖（将50克葡萄糖溶于200毫升水中，5分钟内喝完），服后1小时查血糖，正常值不超过7.8毫摩尔/升，如果筛查结果正常，应在妊娠第24～28周复查。如50克葡萄糖筛查异常者（超过7.8毫摩尔/升）即给予做糖耐量试验，即清早空腹取血查空腹血糖后，将75克葡萄糖溶于400毫升水中，5分钟内喝完，服后1小时、2小时、3小时各取血一次查血糖。其正常值为，空腹血糖应为5.3～5.6毫摩尔/升，服糖1小时血糖应为10.5毫摩尔/升，服糖2小时血糖应为9.2毫摩尔/升，服糖3小时血糖应为8.0毫摩尔/升。如以上血糖检验结果有2次或2次以上异常，则可诊断妊娠糖尿病。这是早期发现、早期诊断妊娠期糖尿病的唯一可靠方法。

◎ **预防措施**

　　首先，妊娠后应该注意饮食，要营养丰富，但所需热量足够就可以，不要进食过量，更不要吃太多的甜食。其次，适当运动。再次，控制体重适当地增长，整个妊娠期体重增长不要超过12.5公斤，妊娠晚期应控制体重平均每周增长0.5公斤。最后，对有糖尿病高危因素者，更应该在孕早期就筛查有无糖尿病；孕早期筛查正常者，孕中晚期需再次筛查。

目前，对妊娠糖尿病都有哪些调养方法？

妊娠糖尿病一旦确诊，应按以下原则进行调养。

（1）控制饮食　大多数妊娠糖尿病孕妇通过合理的限制饮食即能控制血糖到正常范围，但因孕妇要供给胎儿生长发育所需的营养，因此对饮食的控制与未怀孕的糖尿病患者不完全相同。妊娠早期，孕妇每日所需要的热卡与孕前相同，孕中期、晚期每日应增加1200千卡左右，总热量按每公斤标准体重每日38千卡计算，其中碳水化合物占50%～60%，蛋白质占15%～20%，脂肪占25%～30%。而且应每日少食多餐，将每天应进热量分5～6份。早餐不宜多（因早上体内胰岛素较低），仅为全日摄入量10%；午、晚餐各占30%；上午10点，下午4点，晚上睡觉前进餐各占10%。①碳水化合物：以粮食、豆类为主，粗粮细粮相搭配，勿食甜品、蜂蜜、巧克力、糖果。水果蔬菜以含糖量少者为宜，如草莓、猕猴桃、西红柿、黄瓜等，且其热量应计在总热量中。②蛋白质：以牛奶、奶制品、蛋类、肉类、鱼类和豆制品为主。③脂肪：在糖尿病患者的食谱中，含脂肪高的食物如花生、瓜子、核桃仁应限量，少吃油炸食物，此外应注意补铁、补钙、补充各种维生素及叶酸，有利于胎儿发育，防止畸形的发生。

（2）适当运动　妊娠糖尿病患者，到户外适当运动能促进孕妇体内葡萄糖的利用，对降低血糖有一定帮助。尤其肥胖孕妇更应该在进餐后1小时进行一定量的活动，如散步、缓慢游泳、打太极拳、做孕妇体操等，对母子健康均有益，但不能进行剧烈体育运动，如跑步、球类、俯卧撑、仰卧起坐等。如果糖尿病孕妇有合并症，如妊娠期高血压、先兆早产等疾病则不适合运动。

（3）加强监测　①将血糖控制在正常范围是保证母子健康的关键，大多数妊娠糖尿病孕妇血糖虽已升高但无任何不适症状，因此自己能经常查验血糖很重要。另外，妊娠糖尿病孕妇在控制饮食后往往空腹血糖不高，而于餐后血糖较高，故孕妇应监测三餐后血糖，尤其是晚上睡觉前的血糖情况。一般每天至少查一次，将自己监测的结果记录下来，将定期（最好

1～2周）检查结果在产前检查时供医生参考。②在产前检查时，医生会再查血糖、尿酮体或糖化血红蛋白，以了解孕妇血糖控制情况。

（4）胰岛素治疗　如果妊娠糖尿病孕妇在进行饮食控制及适当运动治疗后，不能有效地将血糖控制在正常范围内，就必须注射胰岛素进行治疗。胰岛素可快速有效地使血糖下降，且胰岛素不会通过胎盘，对胎儿无不良作用。绝大多数妊娠糖尿病孕妇在孕期由医生指导进行胰岛素治疗后，血糖控制满意，对母儿健康均有利。而产后多数产妇血糖能恢复正常，则不再需要胰岛素治疗。

三、老年糖尿病

老年糖尿病患者逐年增多，占整个糖尿病患者群的 40% 以上。老年人糖尿病患病率高，可影响其他老年病的发展、诊断和治疗，其他老年病的存在也可影响老年糖尿病的诊治。与非老年糖尿病患者相比，老年糖尿病患者心、脑、肾并发症多，与老龄相关的多器官功能损害常见，低血糖易感性增高，低血糖所致脑损害易发生，且病情严重。

◎ 临床表现

在诊断糖尿病时，糖尿病并发症常已存在，但患者可无任何症状。有些患者可能仅有一些特异症状，而误认为是正常衰老。由于老年人常有多种病理损害，故使诊断进一步复杂化。

高血糖的典型症状常被忽视，如多尿、多饮、夜尿、口干、多食、中度体重降低及乏力，患者常有情绪变化、记忆力差、抑郁和痛阈下降等表现。某些老年患者可能存在糖尿病并发症症状，如视力下降或丧失、神经系异常、冠心病、心肌病、充血性心力衰竭、周围血管病、间歇性跛行及脑血管病。

◎ 临床特点

（1）患病率高　50 岁以上约 3 倍于总人口的患病率，60 ～ 70 岁为患病峰龄。

（2）起病隐匿　初期症状不明显，易漏诊。老年人肾小球滤过率下降，糖肾阈值可高达 11.1 毫摩尔／升，尿糖阴性也不能排除糖尿病。患者常因糖尿病并发症首诊于非糖尿病专科，如因视力减退首诊于眼科；因高血压、冠心病首诊于心内科；因肾病首诊于肾内科；因下肢坏疽首诊于外科；因外阴瘙痒首诊于妇科等。

（3）血糖控制不理想，并发症多，死亡率高　老年人器官老化，免疫功能下降，心脑血管及各种系统并发症多，加之社会心理因素，不愿控制饮食，血糖控制差，达标者仅占 20%。

（4）急性并发症病死率高　主要的急性并发症为糖尿病非酮症高渗综合征，一旦发生，不及时诊治预后差，病死率达 40% ～ 60%。

（5）老年糖尿病主要死亡原因为心脑血管病　老年人常有动脉粥样硬化及血管损害，可导致高血压、脑卒中、冠心病及心肌梗死。

◎ 饮食调养

老年人要想使血糖（特别是餐后血糖）、血脂、血压、体重、胰岛素敏感性等都达到良好的标准，要谨记饮食上的"六不要"，即不甜、不咸、不腻、不辣、不烟、不酒。

老年人最好不要吃纯糖类食品（如白糖、红糖、冰糖、麦芽糖、蜂蜜、葡萄糖等）或含糖量较高的甜食。土豆、芋头、山芋、藕等块根类食物虽吃起来不甜，但容易引起餐后高血糖。老年人的饭菜要保持低盐、低脂。一般每人每天摄入的盐不超过 6 克，不要吃腌制的菜食。吃得太咸会导致血压升高，促进糖的吸收，导致餐后血糖上升。高脂类食品中含有大量饱和脂肪酸，能使血脂、血黏度升高，引起肥胖，加重胰岛素抵抗。辣椒、胡椒、芥末、花椒等刺激性食物，可加重"三多一少"的症状，加速糖尿病的发生，老年人要禁食。烟和酒有加重血管和肝脏的负担、降低和破坏免疫力的副作用。戒烟是绝对的，戒酒是相对的。老年人可少量饮酒，每周要少于两次，且酒的热量要在碳水化合物的热量中扣除，饮酒后要相应地减少主食。

◎ **运动调养**

　　老年人适当地进行有氧运动，可以减肥、调脂、降糖、增加胰岛素敏感性、增加血管弹性、增强抗病力。应在餐后 30 ~ 60 分钟开始运动，运动形式以全身运动为宜，如散步、保健操、慢跑、游泳、太极拳、跳绳、爬楼梯、羽毛球、乒乓球等。运动时间要适宜，若每周运动 3 次，每次应运动 30 分钟；若每周运动 4 ~ 5 次，每次可运动 20 分钟。但运动时需要注意的是，不能进行空腹运动，不能在酷暑或寒风中运动，感到双腿疲劳、运动不协调、头晕目眩时，应停止运动。

　　饮食和运动是预防老年人糖尿病最基本、最重要的方式。老年人若能坚持合理的饮食和运动，可有效地预防糖尿病的发生和发展，提高生活质量。

◎ **老年糖尿病前期（IGR）的防治与自我保健**

　　认真防治糖尿病前期，可使相当一部分人群不发展成糖尿病，也只有在这个阶段，老年糖尿病是可以预防的。也就是讲，把糖尿病遏止在糖尿病前期阶段是可能的。因此，应该树立信心，但必须坚持终身防治。

　　饮食、运动调养是基础，健康的生活方式是百年大计。合理饮食、适当运动、心理平衡、积极乐观的处世态度，是防治百病的关键。

　　适当的药物干预是需要的。国内外已有大量研究显示，胰岛素增敏剂、α 葡萄糖苷酶抑制剂、二甲双胍等，可使相当一部分糖尿病前期老年人转化为正常人群。

♥ **爱心小贴士**

老年糖尿病前期都有哪些危害？

　　糖尿病前期包括糖耐量受损（IGT）和空腹血糖受损（IFG）两方面。其危害有：

　　（1）易转化为糖尿病　　老年IGR发展成糖尿病的概率是正常人群的

8~10倍，每年有5%～15%的老年IGR向糖尿病发展。因此，老年IGR是危险人群，控制不佳将发展成真正的糖尿病。但老年IGR只要积极防治可转化为正常人群或仍然是IGR，因而也是有希望的人群。

（2）IGR已存在大血管和微血管病变　大血管病变主要指心、脑、下肢动脉粥样硬化，如果不加以防范发展成糖尿病，将进一步加重这些大血管病变，引起心、脑、下肢动脉狭窄等严重并发症。当然，积极预防可延缓或终止病变发展。

第三章

············

调养 糖尿病的饮食

华盖

中脘

梁门

气海

关元

中极

第一节　饮食调养原则

◎ 平衡膳食

糖尿病患者的膳食要多样化，营养合理，力求做到平衡膳食，这就需要在饮食上做到每天保证吃以下四大类食物：

（1）谷类与薯类　主要提供热能和膳食纤维，以维持人体体温和生理活动的需要。

（2）蔬菜与水果类　主要提供维生素、矿物质以及膳食纤维。

（3）肉、禽、鱼、蛋、豆、乳类　主要提供优质蛋白质、维生素及矿物质。

（4）油脂类　主要提供热能。

以上四类食物每天都应保证摄入，不宜偏食哪一种，因为搭配合理才能膳食平衡。

糖尿病患者比正常人更需要全面且均衡的营养。所以，应做到主食粗细搭配；副食荤素搭配；不偏食，不挑食；顿顿如此，天天如此。

饮食中必须有 80% 是粗纤维食物，以刺激胰腺分泌胰岛素，提高血液中胰岛素含量，减少用药量。同时，主张吃富含铬的食物，如全谷物、菜豆、大豆制品、黄瓜、香菇等，因为铬是正常糖代谢及脂代谢必需的微量元素。铬与胰岛素的功效有关，其作用机制可能是铬与胰岛素及线粒体膜受体之间形成三元复合物而促进胰岛素发挥作用。因此，适量补充微量元素铬有助于延缓糖尿病的恶化程度。

薯类、蔬菜和水果中含有丰富的维生素、无机盐和膳食纤维，是人体营养的主要来源之一。近年来研究发现，膳食纤维虽然对人体不提供直接的营养成分，但却对维护人体健康有着不可替代的作用。

◎ 少量多餐，定时、定量、定餐

糖尿病患者在确定了每天需摄入的总量后，应尽量少食多餐（每天

5～6次），对稳定血糖大有好处。

糖尿病患者可将每餐的食物分成3份，主餐时先吃其中的2份，留出1份放到加餐中食用。比如，早餐有燕麦片50克、豆浆250毫升、煮鸡蛋1个，可先吃豆浆煮燕麦片，加餐时再把煮鸡蛋吃了；午餐有米饭、蔬菜、肉或鱼等，主餐时可少吃25克米饭（留出一个水果的量），午睡后可吃50克左右的水果（如橘子、梨等）。

◎ **高膳食纤维膳食**

膳食纤维对糖尿病患者稳定病情有益。膳食纤维可以在一定程度上缓解食物在胃肠道消化和吸收的速度，从而降低血糖指数；可溶性膳食纤维还可以控制餐后血糖的升高，改善葡萄糖耐量。

对糖尿病患者来说，目前还没有统一的膳食纤维供给量的标准。ADA(美国糖尿病协会)推荐的膳食纤维每天的摄入标准是20～35克。糖尿病患者可以在每天的膳食中添加燕麦片、玉米面等粗粮以及海带、魔芋和新鲜蔬菜等富含膳食纤维的食物。

膳食纤维虽好，但不宜摄入过量，不然会引起如钙、铁、锌等重要矿物质和一些维生素的吸收和利用减少，使之随粪便的排出量增加，导致营养素缺乏症。另外，过多地摄入膳食纤维会引起腹泻、腹胀、腹痛等症状，还会引起排便次数和排便量的增加。

◎ **限制脂肪的摄入量**

过量摄入脂肪会降低身体内胰岛素的活性，使血糖升高，所以糖尿病患者应限制脂肪的摄入量。当然，也无须完全戒除脂肪，而是应适量摄入。以下是一些减少脂肪摄入的方法，可帮助糖尿病患者在日常的饮食中控制脂肪的摄入量。

（1）烹调时仅放少量的植物油。

（2）不用油煎或油炸的方法烹调食物。

（3）多用炖、煮、汆、拌、蒸、卤等少油的做法烹调食物。

（4）用各种调味品来代替油脂，既能品尝到好滋味，又能赢得健康。

（5）做汤或砂锅炖菜时，如果放肉的话，肉不用过油，可直接放到锅中。

（6）不吃动物油。

（7）选择瘦肉。

（8）吃烤肉时将油脂滴完再吃。

（9）吃鸭肉、鸡肉时，要去除外皮和脂肪。

（10）少吃奶油类食物。

（11）尽量食用低脂或脱脂的奶制品。

（12）尽量不吃奶酪或黄油。

（13）少吃方便面。

◎ 适量选择优质蛋白质

（1）适量选择低脂肪肉类（包括瘦猪肉、瘦牛肉和瘦羊肉）。

（2）去皮的鸡肉是优质蛋白质的良好来源。

（3）每周吃 2 ～ 3 次鱼。

（4）每天吃 1 个鸡蛋。

（5）每天吃适量的豆制品，可提供低脂肪、高蛋白的植物性蛋白质。

（6）每天饮酸牛奶或鲜牛奶 1 ～ 2 袋（杯）。

（7）吃少量坚果类食物，因为坚果类食物也是蛋白质的良好来源。

◎ 减少或禁忌单糖及双糖食物

单糖和双糖的吸收比多糖（淀粉类）快，单糖可被直接吸收入血液，使血糖迅速升高，还会导致周围组织对胰岛素作用的不敏感，从而加重糖尿病的病情。因此，糖尿病患者应减少或禁忌单糖和双糖的摄入。以下是一些减少单糖及双糖摄入的方法。

（1）用人工甜味剂制品代替糖制品。

（2）饮用无糖酸奶。

（3）不宜大量食用蜂蜜。

（4）不用或少用奶油或黄油。

（5）烹调时不加蔗糖。

（6）饮用鲜牛奶不加蔗糖。

（7）选用无蔗糖麦片。

（8）饮茶时不加蔗糖。

（9）不喝富含蔗糖的饮料。

（10）饮用咖啡时不加蔗糖。

此外，还应注意隐藏在面包、点心、饼干、水果罐头、巧克力和某些含糖量很高的水果中的蔗糖。

❤ 爱心小贴士

糖尿病患者饮食的计算方法是什么？

糖尿病饮食调养的原则为"总量控制，营养平衡"，那么该如何去实现呢？这就需要每一位患者结合自身情况，将所需热量、营养素换算成具体食物，进行相关计算。

（1）将每日所需总热量换算成碳水化合物、脂肪以及蛋白质

首先，应计算出个人每日所需总热量。如某人身高175厘米，体重80千克，属轻体力劳动者，那么，他每天所需要的标准热量为：30×（175-105）=2100千卡。而三大营养素摄入的适当比例为：碳水化合物占总热量的50%～60%，蛋白质占总热量的15%～20%，而脂肪占总热量的20%～25%。那么，就可以计算出这个人每天需要由碳水化合物提供热量1050～1260千卡（2100×50%～2100×60%），脂肪提供热量420～525千卡（2100×20%～2100×25%），而蛋白质提供热量315～420千卡（2100×15%～2100×20%）。

三大营养素在体内释放出的热量是每克碳水化合物产热4千卡，每克蛋白质产热4千卡，每克脂肪产热9千卡。因此，某人每日所需的碳水化合物为262.5～315克（1050÷4～1260÷4），脂肪为46.7～58.3克

（420÷9～525÷9），蛋白质是78.8～105克（315÷4～420÷4）。

（2）将每日所需碳水化合物、脂肪及蛋白质换算成具体食物

食物主要分为5类：主食、水果、肉蛋豆乳制品、油脂及蔬菜。其中，主食和水果主要供给碳水化合物，肉蛋豆乳制品主要供给蛋白质和脂肪，油脂主要供给脂肪，而蔬菜则主要供给维生素、无机盐以及微量元素。

通常来讲，300～350克主食可提供每日所需的250～300克的碳水化合物；150～200克的肉蛋豆乳制品可提供75克左右的每日所需蛋白质；而油脂类如植物油的摄入量则应该加以限制，由于肉蛋豆乳制品中也含有丰富的脂肪，所以植物油每天20克（2汤匙）左右就够了。

除了上述计算方法外，还可以采用主食固定法来对食物成分和热量进行计算。主食固定法即患者将每日三餐中的主食固定，对所吃的副食种类进行更换。副食的品种越杂越好，但是其数量和质量应大致保持恒定，所提供的热量也基本保持稳定。主食固定法计算较为简便，但不够精确，多用于门诊患者家属配膳。

第二节　控制饮食总热量

合理控制总热量是糖尿病饮食调养的首要原则。热能是人体活动所不可缺少的动力。对于糖尿病患者的热量需要，应根据患者的年龄、性别、身高、体重、运动量、病情以及并发症等情况，尤其应根据保持其标准体重及维持其社会生活所必需的能量来决定。如对中老年患者来说，应保持活动量的最低需要量，使其热量供给以能维持或略低于理想体重为宜；对于肥胖者必须减少热量摄入以减轻体重；对于消瘦者必须提高热量摄入以增加体重，恢复正常体重。

按照如下步骤可计算出个人每日的总热量需求。

◎ 计算个人标准体重

个人标准体重可根据以下公式计算得出。

理想体重 = 身高（厘米）-105

体重状况（%）=（实际体重 - 标准体重）/ 标准体重 ×100%

表 3-1 体重状况与肥胖表

目前体重状况	> 40%	> 20%	> 10%	< -10%	< -20%
定义	重度肥胖	肥胖	超重	偏瘦	消瘦

依据表 3-1 可知，如果实际体重超过标准体重 10% 以内，属于正常；如果实际体重超过标准体重 10% ~ 15%，为超重，大于 20% 属于肥胖，超过 40% 为重度肥胖；如果实际体重低于标准体重 20% 为消瘦。

◎ 计算个人每天所需的总热量

个人每天所需的总热量可根据以下公式和表 3-2 计算得出。

每天需要的热量 = 理想体重 × 热量级别

表 3-2 不同体力劳动的热量需求表

劳动强度	kcal/kg 标准体重 / 日		
	消瘦	正常	肥胖
卧床休息者	20 ~ 25	15 ~ 20	15
轻体力劳动者，如教师、售货员、家务劳动者	35	25 ~ 30	20 ~ 25
中等体力劳动者，如学生、司机、电工、外科医生	40	35	30
重体力劳动者，如农民、建筑工人、搬运工	40 ~ 45	40	35

◎ 儿童和青少年热量标准

1 岁以下儿童可按照每千克 100 ~ 130 千卡供给热量；1 ~ 16 岁儿童可按照"总热量 -1000+（年龄 -1）×1000"的公式进行计算；16 岁以上青少年男性每日可按照 2600 ~ 3000 千卡供应，女性可按照

2500 ~ 2700 千卡供应。

◎ **老年人热量标准**

　　大多数老年人已基本不参加较重的体力劳动，可按轻体力劳动者安排饮食，也就是按每千克标准体重 30 千卡供应。

第三节　　饮食调养常识

◎ **均衡摄取各种营养素**

　　糖尿病患者的饮食主要是在均衡营养的基础之上，再配合热量的控制，以维持血糖、血脂及血压的稳定，促进糖分代谢正常化。人体所需的营养素达 40 多种，除水之外，主要分为 6 大类，即蛋白质、脂类、碳水化合物（糖类）、矿物质（包括常量元素和微量元素）、维生素以及膳食纤维。以往多认为糖尿病患者应该多吃高蛋白及低糖食物，其实这种观点是错误的，糖尿病患者 6 大营养素缺一不可，要想使饮食调养取得预期的效果，糖尿病患者就必须均衡摄取各种营养素。

◎ **三餐定时定量**

　　糖尿病患者在保证摄取适合自己的总热量及均衡各种营养素之外，还应该做到进餐定时和定量。要根据患者的体型、体力劳动强度、病情轻重程度来安排主食的摄入量，以确保血糖的相对稳定。

　　（1）**定时进餐**　糖尿病患者三餐必须按时，这样才有利于建立生物钟，使体内定时释放出以胰岛素为主的相关激素，便于患者控制血糖水平，防止出现低血糖等状况。

　　（2）**主食定量**　计算出自己一天所需的总热量，然后可把总热量按比例分成几份，每次进食只摄取定量的主食，避免摄入过多热量。如可分成 3 份，早、中、晚餐各占 1/3；或者分成 5 份，早、中、晚分别占

1/5、2/5、2/5。

（3）少量多餐　一方面可以预防低血糖的发生，同时又可以使胰岛β细胞的负担减轻，更好地控制血糖。少量是指每餐少吃点儿，这样就不至于使餐后胰岛负担过重，血糖也不至于升得太高，即避免了餐后高血糖。多餐是指增加进餐的次数，在正餐之间进行一个缓冲，这样既可以防止药物作用高峰时出现低血糖，也可避免一天饮食总量过少，影响人的体力及体质。少食多餐能保证营养的吸收和利用，特别对有胃肠疾患的糖尿病患者而言，还能减少其并发症的发生。

进食主食时，如每天进食主食量在 500 克以上，最好每餐不大于100 克主食，并采用每日 4、5 餐甚至 6 餐的方法。加餐也可以用水果、鸡蛋以及豆制品等对血糖影响较小的副食来代替主食。

对于许多血糖波动大、易出现低血糖、血糖控制差的患者，特别是对于加少量胰岛素就出现低血糖或稍微减量一点胰岛素就导致血糖增高的患者，就更应当少食多餐。注射胰岛素的患者由于胰岛功能很差，血糖的控制主要借助注射胰岛素，皮下注射胰岛素是要慢慢吸收的。若在饭前注射胰岛素是要把餐后血糖降下来，到了餐后两小时，血糖降下来时，而胰岛素还在慢慢吸收，它的作用还没有完全消失，在胰岛素后劲的作用下，血糖还在继续下降，会导致低血糖，这就需要餐后两小时必须加餐。

对于糖尿病肥胖患者来讲，少量多餐比少餐多食更有利于减肥。如果一次进食量过多，势必刺激大量胰岛素分泌，增加血糖吸收，使其利用率增大，合成脂肪也就相应增多。而少食多餐则可以减少胰岛素的分泌，减少以上弊端的出现。

◎ 进食多样化

每一种食物所含的营养素不同，食物越多样，营养素越能更好地进行互补。因此，糖尿病患者的饮食在控制总热量的基础上，越复杂、越多样，营养素的摄取也就越全面，这样就越不容易发生营养不良或者营养失衡。

◎ 科学安排主食与副食

很多糖尿病患者采取少吃主食甚至不吃主食、多吃副食的办法控制热量，以实现控制血糖的目的。有专家指出，主食吃得少，热量不够，机体就会分解自身的蛋白质及脂肪来提供能量，反而可能加重病情。

主食是人体所需能量的主要来源，若摄入不足，机体就会分解自身的蛋白质和脂肪来满足机体的能量需要，从而导致代谢紊乱，加重病情。健康的人一天应吃 200 ~ 250 克主食，糖尿病患者一天也要吃 200克主食，运动量大的话可以适当增加主食量。

糖尿病患者要科学安排主食和副食，不可只注重主食而轻视副食。不过，副食也不能摄取过多，若摄取的副食过多，也可使体重增加，对病情不利。所以，除合理控制主食外，副食也应合理搭配，否则也不能取得良好的预期效果。

◎ 经常补充水分

经常补充水分对于糖尿病患者来说是非常重要的。糖尿病患者体内高血糖有高渗利尿的作用，可导致糖尿病患者多尿。由于尿量过多，体内脱水，如果不及时补充水分，就会加重脱水状态。脱水会导致血液浓缩，血糖值更高，从而形成恶性循环，使糖尿病患者病情越来越严重，造成各种并发症的发生。糖尿病患者经常补充水分，是对其机体失水的一种保护性措施，可以起到稀释血糖、改善血液循环、促进代谢废物的清除以及消除酮体等诸多作用。

糖尿病患者除平时摄入的食物中含有水分外，每天还应该补充1600 ~ 2000 毫升的水。在摄入蛋白质食物多、锻炼强度大、出汗多以及沐浴等水分流失大的情况下，还应适当补充水分。老年糖尿病患者要格外注意水分的补充。

除了白开水外，牛奶及豆浆等也是很好的补充水分的饮料。但糖尿病患者要注意，不能喝甜饮料来补充水分，这样可能会适得其反。由于甜饮料含糖多，会使糖尿病患者的血糖及血渗透压升高，导致渗透性利尿，会加重脱水状态。

◎ 讲究烹调食物的方法

（1）食物的保存及加工　蔬菜应该存放在干燥、通风以及避光之处，可有效减少营养素的丢失。绿叶蔬菜的存放时间通常不超过 2 天，水果不超过 1 周，尽量做到吃多少买多少，以保持蔬菜新鲜。米与蔬菜也不适宜长时间浸泡，淘米时尽量不用手搓，冲洗两三遍就可以了。

（2）食物的预处理　将一些食物中含有的脂肪或油脂预先处理掉，使其更符合糖尿病患者的饮食需求，比如在烹调之前可以将禽畜肉上的脂肪剔除，或者把瘦肉放入沸水中煮一段时间，将其中的不可见脂肪溶解掉等。

（3）少用糖　对于习惯以糖来增加食物甜度的患者来说，可以考虑用天然高汤来增加味道，只要反复捞去残渣浮油并熬煮第二次，就可降低高汤的热量及油脂含量。自制甜点或者想喝饮料时，可考虑用代糖，或者多吃点水果。需要注意的是，代糖一经加热就丧失甜味了，而且食用过多对人体也不利。

（4）少用脂肪　适当改变烹调方法，以蒸、烤、氽、烫、煮的方法烹调，既能保留食物中的营养素，又可以避免油脂及过多调味料的使用。如果想吃炒菜，也可先氽烫后再炒，这样可以减少用油，缩短煎炒时间。在选用油类的时候应选择一些不饱和脂肪酸含量较高的油，如花生油、菜籽油、麻油以及豆类油等；少用饱和酸含量高的油，如椰子油、奶油以及牛油等。

（5）少用盐　少用腌渍或加工的食品入菜，如酱菜、火腿以及香肠等。多用醋及辛香料、香草植物或葱、紫苏等，替代盐和酱油来为菜提味。多用海带、香菇等熬天然高汤，少用市售的高汤调料或罐头。

（6）增加配料　在确保主料营养素的同时，还需要考虑一些微量的营养素，这样才能做到营养搭配更合理。适当加入醋、花椒、葱、姜以及蒜等调料可以补充一些营养素，并改善食物的口味。此外，一些配料还有助于使肉制品中的血糖生成指数（GI 值，即人体食入一定食物后引起血糖的波动）降低，有利于控制血糖。

（7）增加饱足感但不增加热量　避免把食物煮得过于烂熟，否则太易入口，有些嚼头的食物可以在口中停留时间长些，让人易有吃饭的感觉。在饭菜中加入一些香菇等菌类，可以增加食物的量，但不会增加很多热量。海带及裙带菜热量较低，又有嚼头，是填饱肚子的好东西。饭后若想吃甜点，可用洋菜粉做成茶冻、咖啡冻以及牛奶冻等，饮用时加入代糖，热量低又可口。

第四节　糖尿病患者饮食宜忌

◎ 不宜进食的食物

（1）易使血脂升高的食物　猪油、牛油、奶油等油脂类食物，肥肉、猪肠、皮脂、猪蹄等高油脂食物，或使用棕榈油、椰子油制成的点心，以及炸鸡、鸡块、薯条等油炸、油煎类食物，都含有过多脂肪，糖尿病患者不宜食用。

（2）易使血糖迅速升高的食物　奶昔、苹果派、圣代、布丁、蛋糕、芋泥、果冻、油酥类点心和甜汤等食物含糖量过高，不宜食用；果汁、汽水以及含糖高的酒类，如乌梅酒、竹叶青、玫瑰红、参茸酒等不可饮用。

（3）高盐的食物　酱菜、泡菜等腌渍类食物含盐过高，不宜食用；沙拉酱、沙茶酱、豆瓣酱、芝麻酱、麻油、辣油等，也含高油高盐，最好也不要食用。

◎ 宜少吃的食物

（1）高油脂的食物　如瓜子、花生、腰果、松子、核桃等坚果类。

（2）高胆固醇的食物　如猪肝、腰花、蟹黄、鱼卵等。

（3）成分或制作过程不明的食物　碎肉制品如肉丸、狮子头、火腿、虾球等，加工食品如火腿、香肠等皆不宜食用过多。

（4）稀饭、各式浓汤及炒烩菜式　此类食物 GI 值高，也需要限制。

◎ **安全食物**

（1）**主食类**　主食包括米、面以及玉米、马铃薯、地瓜以及芋头等，粗杂粮如莜麦面、荞麦面、燕麦片等含有 B 族维生素及食物纤维，具有延缓血糖升高的作用。

（2）**蛋类**　蛋类主要含优质蛋白质，通常含量为 13%，而且含碳水化合物很少，多在 3% 以下，很适合糖尿病患者食用。值得注意的是，蛋黄中含有高量的胆固醇，所以应少吃蛋黄。

（3）**大豆及其制品类**　大豆及其制品中含有十分丰富的蛋白质、无机盐和维生素，豆油中还有较多的 ω-3 多不饱和脂肪酸，有降低胆固醇以及血清甘油三酯的功效。但值得注意的是，糖尿病并发肾病患者不宜食用豆制品。

（4）**畜禽鱼类**　肉类通常都含有丰富的蛋白质，而且含碳水化合物比较少。深海鱼富含 DHA 及 EPA，可与瘦肉搭配食用。不过，一些畜类的精肉部分含有较多的脂肪，所以应少吃。

（5）**乳类**　乳类以含脂低的低脂或者脱脂牛奶最好。牛奶中所含蛋白质的量比较高，并含有丰富的维生素和微量元素及钙，对糖尿病的治疗非常有利。所以，糖尿病患者可适当饮用，通常每天以 250 ～ 500 毫升为宜。

（6）**蔬菜类**　蔬菜通常含热量比较低，主要提供维生素、矿物质、微量元素和食物纤维等。瓜类与花叶类蔬菜含蛋白质、脂肪和碳水化合物均比较少，尤其是苦瓜、南瓜等对糖尿病有一定益处。

（7）**水果类**　水果含有丰富的维生素 C、矿物质、水分、纤维素以及果糖，对糖尿病的治疗有益处。尤其是果胶，有延缓葡萄糖吸收的作用。但是有些水果含糖量高，如果食用过多，容易造成血糖上升。因此，应该选择一些含糖量较低的水果，并配合饮食计划来吃。

♥ 爱心小贴士

糖尿病患者饮食调养中都有哪些节食方法?

（1）用小碗盛菜、尽量增加菜的种类　用小碗盛菜、尽量增加菜的种类，能够达到视觉上的满足，与用大碗盛菜相比，小碗很容易使人感觉吃了足够的食物。同时，用小碗吃饭能够控制食量。

（2）细嚼慢咽　吃饭过快，即使吃了很多，但因为"吃饱"的指令大概需要15分钟才能反馈到大脑中，产生饱腹感，因此会继续进食，这就会在无意间造成过量饮食，不利于糖尿病的治疗。所以，吃饭要细嚼慢咽，才有利于控制食量。

（3）能量相同时，尽量选择看上去比较多的食物　此法同样是给视觉或者心理造成一种满足感，以控制食量。

（4）尽量多吃蔬菜、菌类　蔬菜及菌类等食物热量比较低，同时含有丰富的膳食纤维，多吃些这样的食物，对糖尿病患者控制血糖有利。

（5）尽量多吃含水分比较多的食物　进食前可先喝一碗汤，这在一定程度上可以使人产生饱腹感，从而减少进食量。但必须注意的是，汤中的盐分不可过高，因盐分过高很容易使糖尿病患者产生高血压。

（6）食用有骨头的食物　可选用有骨头的鱼或肉，以及带贝壳的贝类食品做菜，这样的菜肴会产生一定的视觉满足效果，使人觉得饭菜的量很多，不至于吃太多。

第五节　糖尿病患者饮食误区

◎ 误区1：体重轻、消瘦的患者不用控制饮食

体重轻和消瘦的糖尿病患者一定不能放松饮食调养，否则可能导致营养不良、免疫力低下、感染率增高等各种不良后果。若此类患者血糖

控制不理想，其危害性丝毫不亚于肥胖型糖尿病。

体重轻和消瘦的糖尿病患者，首先应查明消瘦的原因，进行对症治疗，如果合并某种消耗性疾病，如结核病等，应采取相应的措施，以解除病因。另外，还应加强饮食控制，增加能量及蛋白质等营养素的摄入，以增加体重、提高蛋白质水平。

◎ 误区 2：主食吃得越少越好

许多糖尿病患者只控制主食的摄入，认为主食吃得越少越好，其实这种观点是错误的，这会导致两种后果：

一是由于主食摄入不足，总热量无法满足机体代谢的需要而导致体内蛋白质、脂肪过量分解，身体消瘦、营养不良，甚至产生饥饿性酮症；二是由于主食吃得很少，糖尿病患者会认为已经控制了饮食量，从而对油脂、零食、肉蛋类食物不加控制，使每天摄入的总热量远远超过控制范围，这样容易并发高脂血症和心血管疾病，使饮食控制失败。

◎ 误区 3：只吃粗粮不吃细粮

粗粮含有较多的膳食纤维，有降糖、降脂、通大便的功效，对身体有益。但如果吃太多的粗粮，就可能增加胃肠负担，影响营养素的吸收，长此以往会造成营养不良。另外，一些粗粮中含植酸较多，会影响体内其他营养素的代谢。因此，无论吃什么食物，都应当适度。

◎ 误区 4：可以随便吃水果

许多糖尿病患者认为，多吃水果对糖尿病的治疗是有益无害的，不仅可以补充人体必需的维生素，而且可以刺激肠道，增加肠的蠕动，有利于保持大便的通畅。但是，有些水果含有比较多的糖分，一次大量进食含糖分较高的水果会导致血糖升高，不利于糖尿病患者血糖的控制。那么，到底糖尿病患者能不能吃水果，怎么吃才合适呢？

（1）掌握吃水果的先决条件　对于血糖控制比较好的患者，也就是空腹血糖在 7.8 毫摩尔／升以下、餐后 2 小时血糖在 10.0 毫摩尔／升以下、糖化血红蛋白在 7.5% 以下、血糖的波动也不是太大时，就适宜吃一些水果。若血糖水平还很高，则暂时不能吃水果，得等到血糖控制满意再开始吃水果。

（2）控制水果的数量　糖尿病患者吃水果时，一定要把水果所含的热量计算在每日饮食的总热量中。例如，吃了两个 100 克的苹果，就应该少吃 25 克的米饭（200 克苹果的热量相当于 25 克大米）。若平时的血糖水平以餐后血糖高为主，空腹血糖不是很高，则把水果作为两次正餐中间的加餐来吃较为合适（上午 10 时、下午 3 时或睡前进食水果）；若空腹血糖偏高，则应该在正餐时吃水果。

（3）选择一些含糖量比较低的水果　各种水果的含糖量存在差异，西瓜、橘子、梨、苹果以及猕猴桃等含糖量较低，柿子、香蕉、鲜荔枝以及红枣等含糖量较高。通常来说，糖尿病患者不适宜吃含糖量较高的水果。若血糖控制得还不是很好，则可以用含糖分低的瓜果替代，比如黄瓜及西红柿，多吃一些蔬菜也可以增加维生素和食物纤维的摄入，达到同样的效果。

掌握了以上要点，糖尿病患者可以利用检测吃水果和不吃水果时空腹和餐后 2 小时血糖的变化情况，摸索吃水果的种类及数量对自己血糖的影响，从而了解自己是否能吃某种水果，吃多少合适。

◎ 误区 5：吃素不吃荤，有利糖尿病

因一些荤腥食物含有很高的脂肪、蛋白质等营养素，多吃对糖尿病的治疗非常不利。因此，有些患者就认为既然这些荤腥食物不好，干脆就不吃得了，多吃素食，对治疗糖尿病肯定有莫大益处。其实，这种想法是错误的。两者都吃才能营养互补，符合科学配餐以使营养合理。

糖尿病患者由于控制饮食，容易导致营养素缺乏，如果再吃素，对身体伤害更大。况且动物性食物的营养是植物性食物所不能代替的，它的蛋白质含量高、质量优，其氨基酸比例恰当；而植物性蛋白质（豆类除外）缺少赖氨酸，营养不全面。另外，动物食品中的营养素易被人体吸收，比如血红素铁比无机铁吸收好，有机锌、有机硒以及有机铬都比

相应的无机元素吸收好。动物食品又是一些维生素的丰富来源，长期不吃会导致维生素缺乏。

当然，多吃荤少吃素也不科学。吃荤多势必导致蛋白质太高，动物脂肪摄入增加。肉类食品和脂肪摄入过多，对糖尿病患者的饮食调整十分不利。平衡膳食要求每天有250克牛奶、一个鸡蛋、3两左右瘦肉或者鱼肉，当然也可以是其他一些食物，总体原则是要控制在总热量范围内，注意平衡各种营养素的吸收。

◎ 误区6：注射胰岛素后不需要控制饮食

这种观点是完全错误的。因为胰岛素治疗的目的是为了平稳地控制血糖，胰岛素的使用量必须在饮食固定的基础上才可以调整，如果不控制饮食，血糖会更加不稳定。因此，进行注射胰岛素治疗时，配合饮食调养非常必要。

◎ 误区7：小便多，少饮水

许多糖尿病患者误认为"多饮、多尿"是由于喝水过多引起的，只要少喝水，就可以控制多饮多尿症状，于是就盲目地控制饮水量，即使口渴也不愿喝水或尽量少喝水。其实这是一种错误的做法。这样虽然表面上看多饮多尿症状减轻，但是实际上却只是使血容量减少，血糖值反而升高了，病情会更加加重。小便多是糖尿病"三多一少"症状之一，多尿并非体内水多，而是血糖高所致。改善多尿的根本办法就是控制好血糖而不是控制饮水。

糖尿病患者不但不能限制饮水，还应适当多饮水。由于糖尿病患者胰岛素绝对或相对不足，处于高血糖状态，会刺激下丘脑的渴感中枢而致口渴，饮水后可以使血浆渗透压下降或恢复正常，起到降血糖的作用，使患者不再口渴。若限制饮水，就会加重高渗状态，对病情非常不利。

因此，糖尿病患者应该多饮水，不要等口渴了才饮水。不过，当患者有严重肾功能不全、尿少以及水肿等症状出现时，要适当控制饮水。

◎ **误区 8 : 吃多后增加药量就可控制血糖**

　　糖尿病患者有时耐不住饥饿，忍不住会多吃，饭后采取自行加大服药剂量的方法控制血糖，误认为进食量增加了，多吃点降糖药就可把多吃的食物抵消。实际上，这样做不但使饮食控制形同虚设，而且加重了胰腺负担，还增加了低血糖及药物毒副作用发生的可能性，非常不利于病情的控制和血糖的稳定。

◎ **误区 9 : 少吃一顿可以不吃药**

　　有些糖尿病患者自作主张少吃一顿饭，认为不吃饭就不用服降糖药了。其实，服降糖药的目的不仅仅是为了抵消饮食所导致的高血糖，还为了降低体内代谢和其他升高血糖的激素所致的高血糖。不按时吃饭还容易导致餐前低血糖，容易发生危险。同时，由于少吃了一餐，必然导致下一餐的饮食摄入量增大，导致血糖控制不稳定。因此，糖尿病患者应按时服药和吃饭。

第六节　糖尿病药膳调养

　　药膳为一种特殊食品，它取药物之性、食物之味，具有十分特殊的性味作用。食借药力，循经入脏，调补功能增强。药膳一般以食物为主，几乎所有食物均可加入中药而制成药膳。

　　药膳可以根据食品的性状、成分和烹制方法的不同而分为以下几类：

　　（1）**药膳主食**　药膳主食是以稻米、糯米、玉米面、小麦面粉、黄豆面等米面主粮为基本原料，再加入一定量的药物经加工而制成的米饭及面食糕点等。药膳主食所选的中药通常性味平和并有补益作用。

　　（2）**药粥**　药粥是以各种食品为基本原料，再配上一定比例的中药，经煮制而成的粥类食品。药粥制作方便，非常适合家庭应用，是一种老幼皆宜，值得推广的药膳饮食。

（3）**药膳菜肴**　药膳菜肴是以蔬菜、肉类、禽蛋类以及海味水产品等为主要原料，再配以一定比例的药物，经烹调（炒、爆、熘、烧、焖、烩、炖、熬、蒸、煮、扒、煨等）而制成的菜肴。

（4）**药膳汤羹**　药膳汤羹是以肉类、禽蛋类、水产类以及蔬菜类原料为主体，加入一定量的药物，经煎煮浓缩而制成的较稠厚的汤液。药膳汤羹所选用的药物通常具有味美芳香、甘淡平和的特点。

（5）**药膳茶饮**　药膳茶饮包括药茶及药饮。药茶是指用茶及药物按一定比例制成的供饮用的液体。茶方有的含有茶叶，有的不含茶叶，也有的是药物经晒干、粉碎制成的粗末制品。药饮是将药物或者食品经浸泡或压榨、煎煮、提取分离，而制成的有效成分含量比较高的饮用液体。药膳茶饮不同于其他药膳食品，其基本原料是中药或者茶叶，而食品仅占很小的比例。

此外，还有药膳药酒、药膳糖果以及药膳蜜饯等，但这些均很少用于糖尿病的调养。

一、降糖主食调养方

◎ 八珍糕

【材料】　人参10克，山药30克，茯苓30克，白术30克，莲子30克，薏苡仁30克，白扁豆30克，米粉500克，甜味剂适量。

【做法】　将前7种材料共研细粉，加入米粉拌匀，加水做成糕，蒸熟即成。

【用法】　作主餐食用。

【功效】　补肾固精，健脾祛湿。

◎ 淡菜粳米饭

【材料】　淡菜100克（拣净、浸软），鲜姜10克，料酒5克，豆豉5克，花生油5克，粳米100克（淘洗干净）。

【做法】　将淡菜用料酒、花生油、豆豉及鲜姜浸腌。粳米按常规煮成饭，将淡菜捞出，摆在饭上，再用小火焖至熟烂，拌匀即可。

【用法】 作主食。

【功效】 益五脏，补精血，止虚汗。

◎ 枸杞南瓜粳米饭

【材料】 枸杞 15 克（洗净），青南瓜 100 克（洗净，去皮、瓤，切成小方丁），粳米 100 克（淘洗干净）。

【做法】 将上述材料共入锅内，按常规煮至饭熟即成。

【用法】 每日 1 份，作主食食用。

【功效】 补肾明目。

◎ 枸杞山药粳米饭

【材料】 枸杞 15 克（洗净、去杂质），五味子 6 克（洗净），怀山药 30 克（洗净、切小丁），桂圆肉 10 克（切小丁），粳米 100 克（淘洗干净）。

【做法】 将上述材料共入锅内，按常规煮至饭熟即成。

【用法】 每日 1 份，作主食食用。

【功效】 补气健脾，固肾壮腰。

◎ 花粉绿豆饭

【材料】 松花粉 10 克，绿豆 20 克，粳米 100 克。

【做法】 先将松花粉用箩筛过，去除松叶等杂质待用。另将绿豆、粳米淘洗干净，取蒸锅放入绿豆、粳米，加水 500 毫升煮沸，加进松花粉改慢火煮熟即可。

【用法】 作为主食，一餐食用。

【功效】 降糖，软坚。

◎ 黄鳝饭

【材料】 黄鳝肉 100 克（洗净、切成段），姜汁 10 毫升，花生油 5

克，食盐 5 克，粳米 100 克（淘洗干净）。

【做法】 将黄鳝肉放入碗中，调入姜汁、花生油、食盐。粳米按常规煮至饭将熟时，再将黄鳝肉取出放于米饭表面，用小火煮熟即成。

【用法】 作主餐食用。

【功效】 补阴血，健脾胃。

◎ 黄精荞麦面

【材料】 黄精 30 克（洗净、切成碎丁），豆腐干 50 克（洗净、切成碎丁），荞麦挂面 100 克，葱花、姜末、大蒜末、精盐、味精、植物油各适量。

【做法】 将油锅加热，放葱花、姜末煸炒，加入黄精、豆腐干，熘炒片刻，加鸡汤或水适量，再加入大蒜末、精盐、味精等调料，盛起作为面汤料。将荞麦面下入沸水中，煮至熟透，捞起放入汤料中即成。

【用法】 作主食食用。

【功效】 滋阴补血，止渴降糖。

◎ 莲子茯苓糕

【材料】 莲子（温水泡后去皮、心）、茯苓（切片）、麦冬各等份，桂花适量。

【做法】 将前 3 种材料研磨成细粉，加水揉和，制成糕坯，撒上桂花，上笼蒸 20 分钟即成。

【用法】 作早、晚餐主食或作点心食用。

【功效】 健脾宁心，滋阴降糖。

◎ 粟米糕

【材料】 粟米 500 克（洗净、晒干、研磨成粉），黄豆粉 300 克，黑芝麻、麻油各适量。

【做法】 将前 2 种配料加水及适量碱水揉和，平铺于蒸笼上，表面撒上黑芝麻，淋上麻油少许，大火蒸 30 分钟，待熟后取出切块即成。

【用法】 作主食食用。

【功效】 清热除烦，补虚止渴。

◎ 苓仁桂花包

【材料】 茯苓粉 50 克，松子仁 30 克，酸枣仁 30 克，核桃仁 100 克，鲜桂花 10 克(干品 5 克)，菊糖 1 克，发酵粉 5 克，山药面 100 克，玉米面 200 克，糯米面 200 克，面粉 50 克。

【做法】 将松子仁、酸枣仁炒黄，与核桃仁一并捣成小粒，放在汤碗内，加桂花、菊糖拌匀，制成馅料备用。将山药面、玉米面、糯米面、茯苓粉放入面盆中拌匀，用温水溶化发酵粉，将面和成发酵面坯，稍放待发酵。待面饧后用干面粉揉匀，制成 20 个剂子，擀成包子皮，包上馅，捏成小包，用旺火蒸 25 分钟即可。

【用法】 作为主食，分多餐食用。

【功效】 健脾养血，安神。

◎ 南瓜饼

【材料】 青嫩南瓜 50 克（煮熟、剥去皮、捣烂），面粉 100 克或米粉 100 克。

【做法】 将上述材料共揉成饼，蒸熟即成。

【用法】 每日 1 份，作主食食用。

【功效】 降低血糖。

◎ 荞麦饼

【材料】 荞麦面 250 克，粗麦粉 100 克，天花粉 50 克（洗净、晒干、研成粉末），薏苡仁 60 克(洗净、晒干、研成粉末)，麻油、葱花、姜末、精盐、味精、植物油各适量。

【做法】 将荞麦面、粗麦粉拌匀，加水、麻油、葱花、姜末、精盐、味精等拌匀，调成糊状。将油锅烧至六成热，将面糊逐个煎成松脆圆饼即成。

【用法】 作主食食用。

【功效】 清热解毒，补虚健脾，降糖降脂。

◎ 山药蛋炒饭

【材料】 鲜山药 30 克（洗净、去皮、煮熟、切成小丁），鸡蛋 1 个，葱花 5 克，食盐 3 克，植物油适量，熟粳米饭 50 克。

【做法】 将山药丁放入碗中，打入鸡蛋，放入葱花、食盐，拌匀。将适量植物油放入锅内，烧至热时，将山药、鸡蛋混合物倒入锅内，煎炒至熟，再倒入粳米饭共炒香即成。

【用法】 每日 1 份，作主食食用。

【功效】 健脾和胃，补气益血。

◎ 山药芝麻糕

【材料】 山药 200 克，薏苡仁 100 克，黄精 50 克，黑芝麻 500 克，葛根粉 50 克，黄芪 50 克，天花粉 50 克，植物油适量。

【做法】 将前 4 味配料洗净、晒干、共研为细粉，加入葛根粉拌匀成糕粉。将黄芪、天花粉洗净，加水煎后滤取浓汁，与糕粉拌匀，加水及植物油适量，揉成面团，糕模定形，上笼蒸 20 分钟即成。

【用法】 作早餐或夜宵用。

【功效】 滋补肝肾，生津润燥，止渴降糖。

◎ 双瓜馅饼

【原料】 南瓜 250 克，嫩丝瓜 350 克，葱 10 克，食盐 8 克，味精 2 克，花生油 10 克，面粉 500 克。

【做法】 取 500 克面粉加水和成面坯，稍放待面饧之后备用。另用清水将两种瓜菜洗净，削去外皮切成细丝放进调馅盆内，加 5 克食盐拌匀，挤出水分，剁碎之后再放进盆内，并加入葱末、食盐、味精以及花生油搅拌均匀制成馅料备用。把饧好的面揉成团，再分为 10 个小剂子，擀成直径为 15 厘米的圆薄皮，把菜馅均匀地摊在面片的半片上，折过另半片空白面片覆盖在菜馅上，压实菜饼的周边，用平底锅以慢火烙熟即可。

【用法】 作主食配餐食用，每餐 100～200 克。

【功效】 止渴充饥，降低血糖。

◎ 苡仁蛋炒饭

【材料】 薏苡仁 30 克（洗净），鸡蛋 1 个，精盐 2 克，味精 2 克，葱花 3 克，花生油 10 克，粳米 100 克。

【做法】 将薏苡仁、粳米按常规煮成饭。再将鸡蛋打入碗中，加入精盐、味精、葱花、花生油拌匀，倒入锅内炒至熟，再倒入已煮熟的饭略炒即成。

【用法】 每日 1 份，作主食食用。

【功效】 清热利湿，补气益血。

◎ 薏葛白果馍

【材料】 薏米面 50 克，葛根粉 20 克，白果仁粉 10 克，干面粉 50 克，发酵面 500 克。

【做法】 取发酵面放置在面桌上，加入前 3 味药粉揉匀，制成 10 个面剂，用干粉揉成圆头平底，摆在蒸笼上，用旺火蒸 25 分钟即可。

【用法】 每餐 100 克作为主食，分多餐食用。

【功效】 降糖，降压。

二、降糖药粥调养方

◎ 白茯苓粥

【材料】 白茯苓粉 15 克，粳米 100 克，食盐 2 克，胡椒粉 3 克。

【做法】 将粳米淘洗干净，加入茯苓粉，一同放入锅内，加水适量，先用武火烧开，后移文火煎熬至米烂。放入食盐、胡椒粉即成。

【用法】 早餐食用。

【功效】 健脾利湿，降血糖。

◎ 百合绿豆粥

【材料】 百合 20 克，绿豆 50 克，粳米 150 克。

【做法】 将百合、绿豆洗净、去泥沙，粳米淘洗干净。将绿豆、百合、粳米同放锅内，加水 600 毫升，置武火烧沸，再用文火煮 35 分钟即成。

【用法】 早餐食用。

【功效】 清暑生津，调节血糖。

◎ 大蒜粥

【材料】 紫皮大蒜 30 克，绿豆 30 克，小米 100 克。

【做法】 将紫皮大蒜去皮，绿豆、小米淘净，一同放入砂锅内，加水适量，文火煮粥。

【用法】 每日 1 份，早、晚分食。

【功效】 降低血糖、血脂，消炎止泻。

◎ 冬瓜粳米粥

【材料】 新鲜连皮冬瓜 100 克（洗净、切成小块），粳米 50 克（淘洗干净）。

【做法】 如常法加水同煮成粥。

【用法】 每日 1 份，作早、晚餐代主食食用。

【功效】 健脾利水，清热止渴。

◎ 葛根降糖粥

【材料】 葛根 60 克，丹参 100 克，红曲 30 克，粳米 100 克。

【做法】 葛根、丹参（同布包），与红曲、粳米一同入锅，加水适量，煮为粥状。

【用法】 早、晚分别食用。

【功效】　清热生津，止渴降糖。

◎ 枸杞山药粳米粥

【材料】　枸杞15克（洗净），山药30克（洗净、切薄片），粳米50克（淘洗干净）。

【做法】　将上述材料共入锅内，加水500毫升，先用大火煮沸，再用小火煮至粥熟即成。

【用法】　每日1份，作早餐食用。

【功效】　补肾益精。

◎ 海带粳米粥

【材料】　海带30克（洗净、切丝），粳米50克（淘洗干净）。

【做法】　如常法煮成粥。

【用法】　每日1份，作早餐代主食温热食用。

【功效】　降压，降脂，降糖。

◎ 荷叶绿豆粳米粥

【材料】　绿豆20克（泡发），粳米（洗净），荷叶1张（洗净）。

【做法】　将绿豆加水煮至豆开，加入粳米如常法煮成稠粥，半熟时将荷叶盖粥上，15分钟后取出荷叶即成。

【用法】　每日1份，代早餐食用。

【功效】　降脂减肥，降压降糖。

◎ 黑米南瓜粥

【材料】　黑米100克，南瓜150克。

【做法】　将南瓜去皮，洗净，切为小块。将黑米淘洗干净，用清水充分浸泡后，与南瓜一同放入锅中，加入适量清水，熬煮至黑米开花后即可出锅。

【用法】　代主食食用。

【功效】 健脾养胃，补气和中。

◎ 黑芝麻小米粥

【材料】 黑芝麻 30 克，小米 100 克。

【做法】 将黑芝麻淘洗干净，晒干，放入铁锅，用小火或微火炒熟出香，研成细粉末，备用。将小米淘洗干净，放入砂锅内，加适量水，先用大火煮沸，再改用小火煨煮 1 小时，待小米酥烂粥稠时调入黑芝麻即成。

【用法】 早晚分食。

【功效】 补益肝肾，润燥止渴，降血糖。

◎ 黄芪降糖粥

【材料】 生黄芪 60 克，怀山药 60 克，枸杞 30 克，小米 100 克。

【做法】 黄芪、山药（同布包），小米淘净后与枸杞一并放入锅内，加水适量，共煮成粥。

【用法】 早、晚食用（食用时去黄芪、山药布包）。

【功效】 补脾益肾，健脾降糖。

◎ 苦瓜粥

【材料】 苦瓜 150 克，粟米 50 克。

【做法】 将苦瓜洗净，去籽与内瓤，连皮切碎，与淘净的粟米一同放入砂锅内，加水适量，大火煮沸后，改为小火煨煮成粥。

【用法】 佐餐食用，每日 1 ～ 2 份。

【功效】 降低血糖，清热止渴。

◎ 芦笋红枣粳米粥

【材料】 芦笋 100 克，红枣 10 ～ 20 克，粳米 100 克。

【做法】 将芦笋洗净、切段备用。将红枣洗净，与淘净的粳米一同放入锅内，加水适量，用旺火煮沸后改为小火，煨煮成粥。待粥将熟时，把芦笋段加入，再煨煮 5 ～ 10 分钟即可。

【用法】 供早、晚餐食用。

【功效】 滋阴清热，平肝降压。

◎ 绿豆百合粥

【材料】 绿豆 30 克，百合 15 克，玉竹 12 克，款冬花 10 克（鲜品 15 克），粳米 100 克。

【做法】 将粳米、绿豆、百合、玉竹洗净，先把绿豆、粳米、百合放进砂锅，加水 800 毫升慢慢熬煮。另将玉竹、款冬花用砂锅加水 300 毫升煎至 150 毫升，待粳米、绿豆煮熟后加进玉竹、款冬花煎液，待绿豆煮熟烂即可。

【用法】 作为饭粥，早、晚餐食用。

【功效】 清热解毒。

◎ 绿豆薏苡仁粥

【材料】 绿豆 30 ～ 50 克，薏苡仁 30 ～ 90 克。

【做法】 将绿豆、薏苡仁淘净，放入锅内，加水适量共煮成粥。

【用法】 供早、晚餐食用。

【功效】 益脾胃，促运化，解毒热，止消渴。

◎ 萝卜糯米粥

【材料】 新鲜白萝卜 750 克，糯米 10 克（淘洗干净）。

【做法】 将白萝卜洗净、切片，加入糯米和水如常法煮成粥即可。

【用法】 每日 1 份，作早、晚餐代主食温热服用。

【功效】 止渴，利浊，行气。

◎ 麦冬生地粥

【材料】 麦冬 15 克，生地黄 20 克，小米 60 克。

【做法】 将麦冬、生地黄分别拣杂、洗净，切成片或小段，备用。

小米淘洗干净后放入砂锅，加水适量，大火煮沸后改用小火煨煮至粥稠，粥将成时加麦冬、生地黄拌匀，再继续煨煮 10 分钟即成。

【用法】 早、晚 2 次分服。

【功效】 滋阴凉血，生津止渴，降血糖。

◎ 魔芋粥

【材料】 魔芋精粉 2 克，小米 50 克。

【做法】 将小米淘洗干净，放入砂锅，加足量水，用大火煮沸后改用小火煨煮成稀粥，粥将成时调入魔芋精粉，充分拌和均匀，继续用小火煨煮 15 分钟即成。

【用法】 早、晚分服，当日吃完。

【功效】 清胃解毒，化痰消渴，降脂降糖。

◎ 南瓜山药粥

【材料】 南瓜 50 克，山药 30 克，粳米 100 克。

【做法】 将南瓜、山药洗净后切为小丁，与粳米共煮成粥。

【用法】 供佐餐食用，每日 1 ~ 2 份。

【功效】 健脾，益气，止渴。

◎ 南瓜麦麸粥

【材料】 青嫩南瓜 250 克，麦麸 50 克，小米 50 克。

【做法】 将南瓜洗净、切成小方块，放入砂锅，加水煮至六成熟时调入洗净的小米，煮沸后加麦麸，充分拌和均匀，熬煮至小米熟烂即成。

【用法】 早、晚 2 次分服，亦可随一日三餐服食，当日吃完。

【功效】 滋阴补肾，健脾止渴，降血糖。

◎ 芹菜红枣粥

【材料】 芹菜 150 克，红枣 15 ~ 30 枚，枸杞 30 克，粳米 100 克。

【做法】 将芹菜洗净、切碎，红枣、枸杞、粳米洗净，一同放入锅内，加水适量，大火烧沸后改为小火煮熟呈糊状即可。

【用法】 早、晚餐食用，每日 1 ～ 2 份。

【功效】 降低血压，降脂通便。

◎ 人参薏仁粥

【材料】 人参 10 克，薏苡仁 50 克，盐 2 克。

【做法】 将人参润透、切薄片，薏苡仁洗净，一同置炖锅内，加水 800 毫升。将炖锅置武火上烧沸，再用文火煮 35 分钟，用盐调味后即成。

【用法】 每日 1 份，佐餐食用。

【功效】 补气血，健脾除湿，调节血糖。

◎ 沙参枸杞粥

【材料】 沙参 15 克，枸杞 15 克，粳米 60 克。

【做法】 将沙参润透，切薄片；枸杞去杂质、果柄，洗净；粳米淘洗干净。将沙参、枸杞、粳米同放锅内，加水 800 毫升，用武火烧沸，再用文火煮 35 分钟即成。

【用法】 每日 1 份，佐餐食用。

【功效】 补气血，降血糖。

◎ 山药茯苓粥

【材料】 山药 30 克，茯苓 30 克，粳米 100 克，盐 3 克。

【做法】 将粳米、山药、茯苓淘洗干净，一同放入锅内，加水适量，用旺火烧开，煎熬成粥，加入食盐拌匀即成。

【用法】 作早餐食用。

【功效】 健脾益气，调节血糖。

◎ 山药葛根糊

【原料】 葛根粉 150 克，新鲜山药 250 克。

【做法】　把新鲜山药洗净、去皮、切片，加水煎煮大约 1 小时后，将葛根粉加水调匀加入山药中煮熟成糊。

【用法】　分次随量食用。

【功效】　生津止渴，健脾益气，降低血糖。

◎ 山药木耳粥

【材料】　山药 20 克，黑木耳（水发）30 克，粳米 60 克。

【做法】　将山药打成细粉；黑木耳用 45℃温水浸泡，撕成瓣状；粳米淘洗干净。将粳米、黑木耳同放炖锅内，加水 600 毫升，置武火烧沸，再用文火煮 25 分钟，再加入山药粉，煮 15 分钟即成。

【用法】　每日 1 份，早餐食用。

【功效】　滋阴润肺，调节血糖。

◎ 山药菠菜粥

【材料】　山药（干品）20 克，菠菜 250 克，粳米 250 克，食盐适量。

【做法】　将菠菜洗净，在沸水中烫一下，切段；山药泡软，切片。粳米淘净，置砂锅内，加水适量，煎熬至粳米熟时，将山药、菠菜放入锅中，继续煎熬直至成粥时，停火。

【用法】　当主食吃。

【功效】　养血润燥，降低血糖。

◎ 双耳粳米粥

【材料】　银耳 5 克（泡发、去杂质、撕成小瓣），木耳 5 克（泡发、去杂质、撕成小瓣），粳米 100 克（淘洗干净）。

【做法】　将上述材料共入锅内，加水 1000 毫升，用小火煮至粥熟即成。

【用法】　每日 1 份，作正餐食用。

【功效】　滋阴润肺，生津止渴。

◎ 笋米粥

【材料】 鲜竹笋 1 个，大米 100 克。

【做法】 将鲜竹笋脱皮切片，与大米同煮成粥即成。

【用法】 每日 1 份，佐餐食用。

【功效】 清热，宣肺，利湿。

◎ 天花粉山药粥

【材料】 天花粉 15 克，山药 10 克，粳米 30 克，蜂蜜半匙。

【做法】 将天花粉、山药洗净、滤干、打碎，备用。将粳米洗净，并将天花粉、山药一起倒入锅内，加冷水三大碗，旺火烧开，煮 20 分钟，离火后再加蜂蜜半匙，拌匀即成。

【用法】 作早餐或当点心吃，每次 1 碗，每日 2 份，2 个月为 1 个调养周期。

【功效】 健脾益肾，补虚安中，清热降火，生津止渴。

◎ 西瓜子大米粥

【材料】 西瓜子 50 克，大米 60 克。

【做法】 将大米淘洗干净备用。将西瓜子入水中捣烂，随即以小火煎煮 15 分钟后留汁去渣。将煮好的西瓜子汁与大米一同放入锅中，加入适量清水，熬煮至米粒开花后，即可出锅。

【用法】 不拘时代粥食用。

【功效】 清热养胃，生津止渴。

◎ 燕麦芝麻粥

【材料】 燕麦 100 克，黑芝麻 30 克，小米 60 克，枸杞 30 克。

【做法】 燕麦洗净，黑芝麻拣去杂质，两者与小米、枸杞一同放入锅内，加水适量，文火（小火）煮熟成糊状即可。

【用法】 供早、晚餐食用。

【功效】 补肝肾，健脾胃。

◎ 玉米粥

【材料】 玉米粉 150 克，山药 100 克。

【做法】 将山药上笼蒸熟后再剥皮切成小丁块，玉米粉用沸水调成厚糊。砂锅内放入 1000 克清水，上火烧开，用竹筷拨入玉米糊，小火慢慢熬煮至熟后加入山药丁块，一同煮成粥即可食用。

【用法】 早、晚分食。

【功效】 滋阴清胃。

◎ 薏苡仁冬瓜小米粥

【材料】 薏苡仁 30 克，新鲜连皮冬瓜 250 克，小米 60 克。

【做法】 将冬瓜洗净，冬瓜皮切成小粒，放入纱布袋中，扎口备用；再将冬瓜肉及瓤切成 1 厘米见方的小块，待用。将薏苡仁、小米淘洗干净，放入砂锅，加适量水，大火煮沸后加入冬瓜皮袋及冬瓜小块，改用小火煨煮 40 分钟，取出冬瓜皮袋，再煮至薏苡仁、小米熟烂后即成。

【用法】 早、晚分食，当日吃完。

【功效】 清热除烦，生津止渴，降血糖。

三、降糖菜肴调养方

◎ 白果莲子猪肚

【材料】 白果仁 30 克，猪肚 1 个，莲子 40 粒，香油适量，盐 5克，葱 10 克，生姜 5 克，蒜 5 克。

【做法】 将猪肚洗净，白果仁、莲子去心后装入猪肚内，用针线把口缝合，放入锅内，加水炖熟，捞出晾凉，将猪肚切成细丝，同白果仁、莲子心同放入盘中，加香油、葱、姜、盐、蒜拌匀即成。

【用法】 单食或佐餐食用。

【功效】 健脾益胃，调节血糖。

◎ 百合莲子煨猪肉

【材料】 百合 50 克，莲子 50 克，猪瘦肉 250 克，姜 5 克，葱 10 克，食盐 3 克，料酒 10 毫升。

【做法】 将莲子去心，用清水把莲子、百合洗净；将猪肉洗净，切成小块。将莲子、百合、猪肉放入锅内，加水 1200 毫升，再加入葱、姜、食盐、料酒，用旺火烧沸，文火煨炖 1 小时即成。

【用法】 吃莲子、百合、猪肉，喝汤。

【功效】 益脾胃，养心神，调节血糖。

◎ 百合芹菜煮豆腐

【材料】 百合 30 克，芹菜 100 克，豆腐 250 克，姜末、葱花、五香粉、植物油、麻油、精盐、味精以及湿淀粉各适量。

【做法】 把百合洗净。将芹菜去根、叶，洗净，下沸水锅中烫一下，捞出，切成小段（长约 1 厘米），盛入碗中，备用。把豆腐漂洗干净，切成 1 厘米见方的小块，待用。烧锅置于中火上，加植物油烧至六成热，加葱花及姜末煸炒出香，放入豆腐块，边煎边散开，加适量清汤，煨煮 5 分钟后加芹菜小段，改以小火继续煨煮 15 分钟，加精盐、味精以及五香粉，拌匀，用湿淀粉勾薄芡，淋入麻油即成。

【用法】 当菜佐餐，适量服食，当日吃完。

【功效】 清热降压，养阴润肺，降血糖。

◎ 扁豆炖公鸡

【材料】 白扁豆 45 克，芡实 30 克，益智仁 30 克，薏苡仁 30 克，活公鸡 1 只（重约 750 克）。

【做法】 将白扁豆、益智仁、芡实、薏苡仁除去杂质，拣选干净，洗净备用。将活公鸡宰杀，去除毛及内脏，洗净后将上述 4 种材料填入鸡肚内，用针线缝合切口。入砂锅煮至鸡肉熟烂即可。

【用法】 当菜佐餐，适量食用。

【功效】 补益脾肾，益气止渴。

◎ 翠衣爆鳝

【材料】 西瓜皮20克（洗净、榨取汁），芹菜50克（洗净、切丝），黄鳝100克（去骨、肠杂，洗净，撕成丝），鸡蛋清半个，葱丝2克，姜丝2克，大蒜丝2克，精盐、味精、酱油、醋、黄酒、胡椒粉、麻油、淀粉各适量。

【做法】 将黄鳝加适量淀粉、精盐、味精及一半西瓜皮汁，拌匀后下油锅翻炒几下，沥油捞出。原锅重加热，投入芹菜、葱丝、姜丝、大蒜丝翻炒几分钟，放入黄鳝共同爆炒至肉熟，取剩下一半西瓜皮汁、黄酒、酱油、淀粉、胡椒粉兑成汁，最后加入麻油、醋即成。

【用法】 作佐餐主菜。

【功效】 清暑解热，平肝补虚。

◎ 葱花烧豆腐

【材料】 豆腐100克，葱30克，烹调油10克，酱油、食盐少许。

【做法】 将豆腐切成2厘米见方的块，用开水烫一下备用。将葱洗净切成丁备用。锅内放油加热，放入葱丁炒出香味，放入酱油、食盐、清汤，烧开后倒入豆腐，大火收汁。

【用法】 当菜佐餐，适量食用。

【功效】 养阴润肺。

◎ 党参山药烧鸡腿

【材料】 党参30克（润透、洗净、切成小长段），山药30克（润透、洗净、切成薄片），胡萝卜100克（去皮、洗净、切成小方块），鸡腿2只（洗净、剁成小方块，用精盐、料酒腌渍10分钟），姜片10克，葱段10克，精盐3克，味精3克，料酒10克，酱油10克，湿淀粉5克，植物油50克。

【做法】 起油锅，加入姜片、葱段爆香，投入鸡腿炒至七成熟，加入上汤300毫升、料酒、酱油，炒至变色，放入党参、山药、胡萝卜，烧至熟后调入精盐、味精，用湿淀粉勾芡即成。

【用法】　作佐餐食用，每日 1 份，每次吃鸡腿肉 50 克，喝汤。

【功效】　补气益血，健脾益胃。

◎ 党参莴苣炒虾仁

【材料】　党参 15 克 (洗净、润透、切成小段)，莴苣 100 克 (去皮、切成丁)，虾仁 100 克（洗净、去壳皮），姜片 10 克，葱段 10 克，精盐 3 克，味精 3 克，料酒 10 克，植物油 50 克。

【做法】　起油锅，加入姜片、葱段爆香，投入虾仁、料酒，炒至变色，加入党参、莴苣、精盐、味精，炒熟即成。

【用法】　作佐餐食用，每日 1 份。

【功效】　补中益气，生津壮阳。

◎ 党参葛根蒸鳗鱼

【材料】　党参 15 克，黄芪 15 克，葛根 30 克，鳗鱼 1 条 （重约 500 克），葱花、姜末、酱油、料酒、精盐各适量。

【做法】　将鳗鱼洗净，去内脏及鳃板，备用。党参、黄芪、葛根分别洗净，切成片，待用。将鳗鱼放在蒸盆内，用由葱花、姜末、酱油、料酒等调配好的汁液均匀揉抹在鳗鱼体表及腹内，腌渍 30 分钟，然后将党参、黄芪、葛根片均匀放在鳗鱼体表及四周，加入清汤（或鸡汤）250 毫升，将蒸盆置笼屉内，用大火蒸 25 分钟即成。取出后，加精盐少许调味。

【用法】　佐餐当菜，随意服食。

【功效】　滋阴补气，止渴降糖。

◎ 冬瓜炒竹笋

【材料】　冬瓜 450 克，竹笋罐头 250 克，植物油 25 克，黄豆芽汤少许，精盐、味精、湿淀粉各适量。

【做法】　将罐头打开取出竹笋放在盘中；将冬瓜洗净，去皮、籽，放入沸水锅中焯透捞出，放入凉水中浸泡，再捞出沥干水分，与竹笋放在一起。将炒锅置火上烧热，放入植物油 25 克，待油烧至六成热时，再加入竹笋和冬瓜，翻炒片刻，再放入少量盐与黄豆芽汤，见汤汁浓稠时用湿淀粉勾芡，再加入味精拌匀即可出锅。

【用法】 供佐餐食用。

【功效】 减肥降压，利湿止渴。

◎ 冬瓜虾仁烧草菇

【材料】 鲜草菇 150 克，冬瓜 250 克，干虾仁 25 克，姜、葱、精盐、淀粉、味精、料酒、鸡汤、芝麻油各适量。

【做法】 将鲜草菇去蒂、洗净、切片，放于沸水锅中余透，再用冷水过凉，沥干水分备用。将冬瓜去皮、去瓤、切成小块，并放入沸水锅中余透捞出，沥干水分之后备用。虾仁用温开水泡开洗净。葱切段，姜切片备用。将炒锅置火上，放入鸡汤、料酒、姜片、葱段、味精，烧开后拣出葱段、姜片，撇去浮沫，再放入备好的草菇片、冬瓜块、虾仁，翻炒搅拌，待草菇熟后，再放入适量精盐，搅拌后用淀粉勾芡，装入盘中，再淋上少许芝麻油即可。

【用法】 供佐餐食用。

【功效】 降血压，降血脂，减肥。

◎ 杜仲腰子蒸蚕蛹

【材料】 杜仲粉 15 克，猪腰 2 只，带蛹蚕茧 10 枚，料酒、葱、姜、酱油、盐各适量，鸡汤 200 毫升。

【做法】 猪腰洗净，一切两半，除去白色膜腺，切成腰花；带蛹蚕茧洗净；葱、姜切丝。将猪腰花放入蒸锅内，加入杜仲粉、料酒、盐、葱、姜、酱油、蚕茧，拌匀，加入鸡汤 200 毫升，置蒸笼内，大火蒸 35 分钟即成。

【用法】 当菜佐餐，适量食用。

【功效】 补益肝肾，止渴缩尿，健脾和胃，利湿消肿。

◎ 炖海蚌

【材料】 鲜海蚌适量（在清水中浸 1 夜，漂去泥沙）。

【做法】 取蚌肉捣烂，炖熟。

【用法】 每日数次温食，每次 50 ～ 100 克。

【功效】 降低血糖。

◎ 二冬炖牡蛎肉

【材料】 天冬15 克（润透、切薄片），麦冬15 克（润透、去内梗），牡蛎肉 200 克（洗净、切薄片），姜片 10 克，葱段 10 克，精盐 3 克，味精 2 克，料酒 10 克，胡椒粉 2 克，鸡油 15 克。

【做法】 将天冬、麦冬、牡蛎肉、姜片、葱段、料酒共入炖锅内，加水 1000 毫升，先用大火煮沸，再用小火炖熟，最后加入精盐、味精、胡椒粉、鸡油，搅匀即成。

【用法】 作佐餐食用，每日 1 份，每次食牡蛎肉 50 克。

【功效】 滋阴清热，养胃润肺。

◎ 大蒜炖雏鸡

【材料】 大蒜 60 克，雏鸡 500 克，枸杞 60 克，鸡汤若干，葱、姜、胡椒粉、盐、料酒各适量。

【做法】 将雏鸡去毛、开膛去内脏，洗净、切成小块，放入开水中焯透捞出；余汤除去血沫，放入砂锅中，再加入枸杞与其他调料，加鸡汤、水各适量，煮至肉烂即可。

【用法】 供佐餐食用，吃肉喝汤，用量自行掌握。

【功效】 降血糖、血脂，延缓衰老。

◎ 茯苓山药肚

【材料】 茯苓 200 克，山药 200 克，猪肚 1 只，精盐、黄酒各适量。

【做法】 将茯苓、山药洗净，加冷水一小碗、黄酒 1 匙，浸泡 2 小时，使之发胀，在浸泡过程中须翻拌 2 次，备用。将猪肚洗净，用盐反复擦其内外壁，用线将两头扎牢，再将猪肚切开一个口子，将茯苓、山药连同浸液倒入肚内，用线将切口缝好。将全肚放入大砂锅内，缝口朝上，加冷水浸没，用中火烧开后加黄酒 2 匙、精盐半匙，再改用小火慢炖 4 小时，至猪肚酥烂离火。将猪肚剖开，拆除线，取出茯苓、山药，冷却后烘干，研为细末，装瓶。猪肚切厚片，放入砂锅内，再煨片刻，以供食用。

【用法】 茯苓山药粉每次 6 ~ 10 克，每日 2 ~ 3 次，饭后开水送服；猪肚及肚汤均可佐餐食用，肚片也可蘸酱油食用。

【功效】 补肾益胃，健脾渗湿，平解虚热，缓降血糖。

◎ 葛根山楂炖牛肉

【材料】 葛根 30 克，生山楂 60 克，牛肉 250 克，白萝卜 250 克，料酒、精盐、生姜、大料、花椒各适量。

【做法】 葛根、生山楂、花椒、大料一同放入布包；牛肉、白萝卜洗净，切成 3 厘米见方的小块；一同放入锅中，加水和料酒适量，用武火烧沸后改用文火炖 1 小时即成。

【用法】 供佐餐分次食用。

【功效】 降糖，降压，化痰行滞。

◎ 枸杞豆腐炖鱼头

【材料】 枸杞 50 克，白扁豆 30 克，草鱼头 1 个，清汤 800 毫升，豆腐 250 克，酱油、绍酒、精盐、葱、姜各适量。

【做法】 将枸杞、白扁豆分别除去杂质，冲洗干净，并且用温开水浸泡 1 小时；鱼头去鳃洗净放入碗中，将酱油、绍酒、精盐各适量抹在鱼头上，腌渍 30 分钟，用清水冲洗一下，移入大蒸碗内，并放入切成小块的豆腐、葱花、姜末，并将浸泡的枸杞、白扁豆分散放入蒸碗内，加清汤 800 毫升，上笼屉蒸 30 分钟，待鱼头、白扁豆熟烂后，取出，调味即成。

【用法】 当菜佐餐，适量食用。

【功效】 滋补肝肾，健脾益肾，降低血糖。

◎ 枸杞韭菜爆虾仁

【材料】 枸杞15克（洗净，温水浸泡片刻，沥去水分），韭菜100克（洗净、切段），虾仁50克（洗净），葱花、姜末、精盐、味精、黄酒、植物油各适量。

【做法】 起油锅，投入葱花、姜末爆香，加入虾仁，急火熘炒，烹入黄酒，加入韭菜、枸杞，翻炒几下，加入精盐、味精，炒匀入味即成。

【用法】 作主菜佐餐。

【功效】 补益肝肾，滋养气血。

◎ 枸杞炒苦瓜

【材料】 枸杞30克（洗净，用温水泡软），苦瓜200克（去子、洗净、切丝），葱花、精盐、味精、植物油各适量。

【做法】 起油锅，投入葱花爆香，加入苦瓜、枸杞，炒至将熟时，加入精盐、味精再炒几下即成。

【用法】 作佐餐主菜。

【功效】 补肾养肝，清火明目。

◎ 海带烧芹菜

【材料】 海带200克，芹菜150克，老陈醋10克，精盐、味精、植物油、葱、姜片、糖、醋、料酒各适量。

【做法】 将海带洗净，切成细丝，用沸水烫过；芹菜洗净，切成小段，在沸水中烫过。将锅置于火上，加植物油适量，待油烧热后，加入葱、姜片，炒出香味时将海带丝倒入，加水、精盐、糖、醋、料酒各适量；烧煮半小时，再倒入芹菜，烧煮片刻，加味精适量调味即可。

【用法】 供佐餐食用。

【功效】 降血压、血脂。

◎ 红焖羊肉

【材料】 瘦羊肉 80 克，胡萝卜 20 克，芹菜 20 克，番茄酱少许，香叶少许，烹调油 10 克，食盐、胡椒粉、洋葱各少许。

【做法】 瘦羊肉切成 2 厘米见方的块，用开水烧 5 分钟后捞出，备用；将胡萝卜、芹菜切成 2 厘米长的条，洋葱切块。锅内放油，烧热后放入洋葱、香叶炒出香味，放入番茄酱炒约 1 分钟，放 150 克清汤烧开，加入瘦羊肉、食盐，中火炖至八成熟，放入胡萝卜、芹菜，大火炖熟后放胡椒粉出锅即可。

【用法】 当菜佐餐，适量食用。

【功效】 益肾养神，滋阴养胃。

◎ 红烧山药

【材料】 山药 350 克，清汤 50 克，精盐、酱油、白糖、植物油各适量。

【做法】 将山药洗净、削皮，切成块状，放在笼中蒸熟。将炒锅烧热，放入植物油适量，放入山药块煸炒一下，放入酱油、白糖、精盐、清汤，用小火煨 20 分钟即可。

【用法】 当菜佐餐，适量食用。

【功效】 健脾益胃，补肾养肺。

◎ 黄瓜炒木耳

【材料】 黄瓜 100 克，黑木耳 100 克，虾仁 25 克，黄花菜 30 克，葱、姜丝、味精、精盐、芝麻油、植物油、清汤各适量。

【做法】 木耳用温水浸泡，除去根蒂；虾仁用冷水泡软、洗净；黄瓜洗净切成片。炒锅用旺火烧热，加入植物油少许，放入黑木耳、虾仁、黄花菜煸炒，加入精盐、清汤，烧沸后再加入黄瓜片、葱、姜丝、味精，再烧沸后淋上芝麻油即成。

【用法】 供佐餐食用。

【功效】 清热凉血，补血益气，养阴润肺，降低血糖、血脂。

◎ 黄芪山药烧鸡肉

【材料】 黄芪 30 克（润透、切薄片），鲜山药 50 克（洗净、去皮、切片），胡萝卜 100 克（去皮、洗净、切小方块），鸡肉 200 克（洗净、切小方块），姜、葱各适量，精盐 5 克，味精 3 克，料酒 10 克，酱油 10 克，植物油 40 克，上汤 300 毫升。

【做法】 起油锅，加入姜、葱爆香，投入鸡肉、料酒、酱油，炒至变色，再加入黄芪、山药、胡萝卜、精盐、味精、上汤 300 毫升，烧熟即成。

【用法】 作佐餐食用，每日 1 份，每次食鸡肉 50 克。

【功效】 补气益血，健脾补胃。

◎ 黄瓜虾仁炒草菇

【材料】 鲜草菇 50 克，鲜黄瓜 250 克，干虾仁 20 克，植物油 20 克，精盐、湿淀粉、醋、味精、酱油、葱、姜、蒜、芝麻油各少许。

【做法】 将草菇、黄瓜洗净，切片备用；将葱、姜以及蒜均切片备用。将炒锅置火上放入植物油烧热后，放入备好的蒜片、葱片、虾仁、姜片、黄瓜片、草菇一起翻炒，待快熟时，再放入醋、精盐以及酱油烧开，烧至汤汁剩少许时，用湿淀粉勾芡，加入少许味精，淋入少许芝麻油后装盘即可。

【用法】 供佐餐食用。

【功效】 益精壮阳，降糖止渴。

◎ 黄芪马铃薯烧猪爪

【材料】 黄芪 30 克（润透、切片），马铃薯 50 克（去皮、洗净、切小方块），猪爪 2 只（洗净、去毛、剁小方块），姜片 10 克，葱段 10 克，精盐 5 克，味精 3 克，酱油 10 克，料酒 10 克，植物油 50 克，上汤 300 毫升。

【做法】 起油锅，加入姜片、葱段爆香，投入黄芪、马铃薯、猪爪、精盐、味精、酱油、料酒、上汤 300 毫升，烧熟即成。

【用法】 作佐餐食用，每日 1 份，每次吃猪爪 50 克。

【功效】 补中益气，利水消肿。

◎ 黄芪蒸黄鳝

【材料】 黄芪30克（润透、切片），枸杞30克（洗净、去杂质），黄鳝100克（去骨、内脏，切片），姜片10克，葱段10克，精盐3克，味精3克，胡椒粉2克，料酒适量。

【做法】 将黄鳝在沸水锅中焯一下，放入蒸杯内，加入枸杞、黄芪、姜片、葱段、精盐、味精、料酒，放入蒸笼内蒸40分钟后撒入胡椒粉即成。

【用法】 作佐餐食用，每日1份，每次吃黄鳝50克。

【功效】 补肾气，降血糖。

◎ 黄芪枸杞蒸子鸡

【材料】 黄芪15克（洗净、切片），枸杞15克（洗净、去杂质），子鸡300克（宰杀后去毛、爪、内脏），姜片5克，葱段10克，精盐3克，味精2克，料酒10克，胡椒粉2克，酱油少许。

【做法】 将料酒、酱油、精盐抹于鸡身上，将姜片、葱段、黄芪、枸杞纳入鸡腹内，加入清汤适量，置于蒸笼内蒸45分钟取出后调入味精、胡椒粉即成。

【用法】 作佐餐食用，每日1份，每次吃鸡肉50克。

【功效】 滋补肝肾，补益气血。

◎ 黄精山药炖猪肘

【材料】 黄精15克，山药30克，猪肘1只（约500克），料酒、葱花、姜末、精盐、酱油、五香粉各适量。

【做法】 将黄精、山药洗净，并用温水润透，分别切成片，放入碗中，备用。将猪肘刮去残毛，洗净，放入沸水锅中烫透，取出后剔去骨头，待用。取一只大碗，加入料酒、葱花、姜末、精盐、酱油并拌匀，再将猪肘放入，揉抹均匀，腌渍30分钟。炖锅置火上，加清水（或清汤）2000 毫升，将腌渍过的猪肘放入，加黄精、山药片，先用大火煮沸，再改用小火煨炖 1 小时，待猪肘透烂，加精盐、五香粉各适量，再煮至沸即成。

【用法】 佐餐当汤，随意服食。吃猪肘，喝汤，嚼食黄精、山药片。

【功效】 滋阴补血，止渴降糖。

◎ 鸡汤豆腐小白菜

【材料】 豆腐 100 克，小白菜 250 克，鸡汤 200 克，精盐 5 克，姜丝 3 克。

【做法】 将豆腐洗净，用开水烫一下，切成骨牌大小的方块；小白菜洗净切成寸段。将鸡汤盛入锅中，待加热至水开后放入豆腐、白菜，煮开后加入姜丝、精盐，旺火烧开即可。（鸡汤应撇掉浮油）

【用法】 当菜佐餐，适量食用。

【功效】 清热降压，降血糖。

◎ 金银豆腐

【材料】 金针菜 20 克（洗净、切细丝），银耳 10 克（洗净、发透、撕成瓣），冬菇 50 克（洗净、发透、切丝），豆腐 200 克（洗净、切小方块），粉条 30 克（洗净、泡软），葱丝 5 克，精盐 3 克，味精 3 克，胡椒粉适量，植物油 15 克。

【做法】 将植物油放入锅内烧热，投葱丝、豆腐煎香，加清水适量，加入金针菜、银耳、冬菇，用小火炖出香味时，放入粉条炖熟，最后加入精盐、味精、胡椒粉即成。

【用法】 作佐餐食用，每日 1 份。

【功效】 清肺养胃，降脂降糖。

◎ 空心菜炒肉丝

【材料】 空心菜 300 克（洗净、切段，入沸水焯一下，沥去水分），瘦猪肉 100 克（洗净、切丝），鸡蛋清 1 个，葱花、姜末、黄酒、淀粉、酱油、精盐、味精、植物油各适量。

【做法】 将猪肉加少许精盐、黄酒、淀粉、鸡蛋清，拌匀后下油锅熘炒数下，沥油捞出。原锅加热，投入葱花、姜末爆香，加入肉丝熘炒，烹入黄酒，加入空心菜及酱油、清汤适量，翻炒至肉熟，撒上精盐、味精，拌匀后用淀粉勾芡，淋上麻油即成。

【用法】 作佐餐主菜。

【功效】 清热解毒，补虚降糖。

◎ 苦瓜山药烧豆腐

【材料】 苦瓜 150 克，山药 120 克，豆腐 100 克，植物油、葱、生姜、精盐各适量。

【做法】 将苦瓜洗净、去瓤、切片；山药洗净、去皮、切片。将炒锅置于火上，加入植物油适量，待油烧热后，放入山药片先炒，再放入苦瓜片，最后放豆腐、精盐、葱、生姜烧熟即可。

【用法】 供佐餐食用。

【功效】 补脾益气，清热去火，生津止渴，降低血糖。

◎ 苦瓜焖鸡翅

【材料】 苦瓜 250 克，鸡翅 1 对，酱油、味精、精盐、料酒各适量。

【做法】 先将锅烧热，放入鸡翅，炒至 9 成熟时，再放入苦瓜片、酱油、味精、精盐、料酒各适量焖熟即可。

【用法】 供佐餐食用。

【功效】 清热解毒，止渴降糖。

◎ 苦瓜拌海米

【材料】 苦瓜 250 克，海米 75 克，豆豉 50 克，香菜少许。

【做法】 海米用温水浸泡1小时，切成细末；苦瓜对切，去瓤、籽，切为细丝，用沸水烫过。将海米、苦瓜放入碗中，再放入豆豉拌匀，待锅烧热后放入锅里，然后加入少量开水，煮沸后加香菜少许即可。

【用法】 供佐餐食用。

【功效】 降血糖、血脂、血压。

◎ 凉拌鲜芦笋

【材料】 新鲜芦笋 150 克，葱花、姜末、红糖、精盐、麻油各适量。

【做法】 将芦笋洗净后切成丝，放入沸水锅中烫 3 分钟，捞出晾干，置入盘中，再加入适量葱花、姜末、红糖、精盐，拌和均匀，淋入麻油即成。

【用法】 当菜佐餐，适量食用。

【功效】 益气补虚，宁心解烦，止渴降糖。

◎ 萝卜炖猪肺

【材料】 白萝卜 200 克，猪肺 100 克，砂仁 3 克，葱节 10 克，生姜 5 克，精盐 3 克，料酒 10 克。

【做法】 把砂仁烘干，研成细粉；猪肺洗净，切成 4 厘米见方的小块；白萝卜洗净，切成 4 厘米见方的小块；姜拍松，葱切段。把猪肺、白萝卜、砂仁、姜、葱、盐、料酒放入炖锅内，加水 1000 毫升。将炖锅置大火上烧沸，用小火炖煮 50 分钟即成。

【用法】 当菜佐餐，食萝卜、猪肺，喝汤。

【功效】 清肺养阴润燥。

◎ 萝卜煲鲍鱼

【材料】 鲜萝卜 250 ~ 300 克，干鲍鱼 20 ~ 25 克。

【做法】 将干鲍鱼泡发，鲜萝卜去皮。置砂锅于火上，放入清水及鲍鱼、萝卜，共同煲汤服食。

【用法】 佐餐食用，吃菜、吃鱼肉，喝汤。

【功效】 滋阴清热，宽中止渴。

◎ 木耳海参炖大肠

【材料】 木耳 30 克，海参 35 克，猪大肠 50 克，精盐 3 克，酱油 15 克。

【做法】 将猪大肠翻开洗净、切段，在锅中同木耳、海参一同加水炖熟后，加入上述调味品即成。

【用法】 每日 1 份，饮汤及佐餐食用。

【功效】 益精血，补肾气，润肠燥。

◎ 枸杞韭菜炒虾仁

【材料】 枸杞 30 克，虾仁 50 克，韭菜 150 克，葱花、姜末、料酒、精盐各适量。

【做法】 将枸杞拣杂洗净后，用温开水浸泡片刻，滤去水分，备用；虾仁洗净后，盛入碗中；韭菜拣杂洗净后，码齐、切成段。炒锅置火上并加植物油，大火烧至六成热时，投入葱花、姜末煸炒出香，再加入虾仁，急火熘炒，烹入料酒，加韭菜段、枸杞，翻炒片刻，加精盐炒匀入味即成。

【用法】 佐餐当菜，随意服食，吃韭菜、虾仁，嚼食枸杞。

【功效】 补益肝肾，滋养气血，降血糖。

◎ 芹菜炒黄鳝丝

【材料】 芹菜 250 克，黄鳝丝 150 克，植物油、葱花、姜末、精盐、料酒、酱油、清汤各适量。

【做法】 将芹菜拣净、洗好，切成段，用开水焯过；黄鳝丝洗净备用。将炒锅烧热，放入植物油适量，加葱花、姜末，略炒出香，放入黄鳝丝翻炒 1 ~ 3 分钟后加料酒，翻炒片刻后，加入芹菜段，急火翻炒片刻，加酱油、精盐及清汤各少许，大火快炒几下即成。

【用法】 当菜佐餐，适量食用。

【功效】 清热利湿，平肝降压，降血糖。

◎ 芹菜蚬肉煲

【材料】 芹菜 150 克（洗净、切小长段），蚬肉 100 克（洗净、沥干），葱花 10 克，姜丝 10 克，料酒 10 克，精盐 5 克，味精 3 克，植物油 10 克。

【做法】 油锅烧热，加入葱花、姜丝爆香，加入蚬肉炒熟，再加入芹菜炒匀，取出放入煲内，加清水适量，煲至熟烂，加入精盐、料酒、味精即成。

【用法】 作佐餐食用，每 2 天进食 1 份。

【功效】 滋肝养肾，利水降压。

◎ 芡实煮老鸭

【材料】 芡实 200 克，鸭子 1 只（约 1000 克），食盐 5 克，黄酒适量。

【做法】 将鸭子宰杀好、去毛洗净，将芡实填于鸭腹中，放入砂锅内加水煮，煮沸后加入黄酒，改文火煮 2 小时至肉烂，加盐即可。

【用法】 供佐餐食用。

【功效】 滋阴养胃，固肾涩精。

◎ 清蒸参芪鸡

【材料】 党参 30 克，炙黄芪 60 克，母鸡 1 只（重约 1000 克），精盐、黄酒各适量。

【做法】 将母鸡活杀、去毛、剖腹、洗净、切成小块，与党参、炙黄芪一起倒入大瓷盆中，拌匀，再撒上精盐、淋上黄酒，用旺火隔水蒸 3 小时（瓷盆不加盖，让水蒸气进入），至鸡肉熟烂离火即可。

【用法】 饭前空腹食用，每日 2 次，每次 1 小碗，党参与黄芪片可嚼渣后吐弃。如佐膳食也可，但不宜过量，每份分 2～3 天吃完。

【功效】 养五脏，除消渴，补气益胃，补虚固脱。

◎ 清蒸枸杞鸽

【材料】 枸杞 30 克，鸽子 1 只，黄酒、精盐各适量。

【做法】 将鸽子活杀、去毛、剖腹、洗净，把枸杞洗净后放入鸽腹内，淋上黄酒、冷水，加精盐，用线将鸽身扎牢，放入瓷盆中，不加盖，让水蒸气进入，用旺火隔水蒸 2 小时离火即可。

【用法】 喝汤吃肉，分2次吃完，枸杞即可也可食，或细嚼后弃渣。

【功效】 补肾益精，养肝润肺。

◎ 清蒸茶鲫鱼

【材料】 鲫鱼 500 克（宰杀后去鳞、肠杂，洗净），绿茶 20 克，姜片 10 克，葱段 10 克，精盐 5 克，味精 3 克，植物油 30 克。

【做法】 将绿茶放入鱼腹内，置于蒸盘内，放上姜片、葱段，撒上精盐、味精，淋上植物油，上笼蒸熟即成。

【用法】 作佐餐食用，每日 1 份。

【功效】 补虚弱，止消渴。

◎ 忍冬拌腐皮

【材料】 嫩忍冬（金银花）茎叶 75 克，嫩何首乌茎叶 75 克，豆腐皮 50 克，姜末 2 克，精盐 1 克，味精 1 克，酱油 2 毫升，醋 1 毫升，芝麻油 1 毫升。

【做法】 将前 3 味材料洗净；用沸水将忍冬茎叶、何首乌茎叶焯一下，捞出过凉水去热，切成 3 厘米长段，放进菜盆；豆腐皮也切成丝与忍冬等合并，加进姜末、精盐、味精、芝麻油、醋、酱油等调拌均匀即可。

【用法】 作为菜肴食用。

【功效】 清热，通络。

◎ 生地麦冬炖甲鱼

【材料】 生地黄 30 克（洗净、切片），麦冬 15 克（洗净），甲鱼 1 只（宰杀后去头、爪、内脏，刮去粗皮，入沸水余去血水），姜片 10 克，葱段 10 克，精盐 4 克，味精 3 克，料酒 10 克，胡椒粉 3 克，香油 25 克。

【做法】 将生地黄、麦冬、甲鱼、葱段、姜片、料酒共入炖锅内，加水 2000 毫升，先用大火煮沸，再改小火炖至熟，最后加入精盐、味精、胡椒粉、香油即成。

【用法】 作佐餐食用，每日 1 次，每次吃甲鱼肉 50 克，喝汤。

【功效】 滋阴润肺，清热生津。

◎ 生地石斛炖蛤肉

【材料】 生地黄 30 克（洗净、切薄片），石斛 10 克（洗净、切小段），蛤蜊肉 200 克（洗净、切薄片），姜片 10 克，葱段 10 克，精盐 3 克，味精 2 克，料酒 10 克，胡椒粉 2 克，鸡油 15 克。

【做法】 将生地黄、石斛、蛤蜊肉、姜片、葱段、料酒共入炖锅内，加水 1000 毫升，先用大火煮沸，再改用小火炖煮至熟，最后加入精盐、味精、胡椒粉、鸡油搅匀即成。

【用法】 作佐餐食用，每日 1 次，每次食蛤蜊肉 50 克。

【功效】 清热养阴，益胃生津。

◎ 五杞银耳炖猪腰

【材料】 五味子 15 克（洗净），枸杞 15 克（洗净、去杂质），黑豆 30 克（浸泡一夜、洗净），银耳 10 克（发透、去蒂头、撕成瓣），猪腰 2 只（洗净，切为两半，去除白色臊腺，切成腰花），姜片 10 克，葱段 10 克，精盐 5 克，味精 3 克，料酒 10 克，香油 25 克。

【做法】 将五味子、枸杞、黑豆、猪腰、银耳、葱段、姜片、料酒共入炖锅内，加水 1000 毫升，先用大火煮沸，再用小火煮熟，最后加入精盐、味精、香油即成。

【用法】 作佐餐食用，每日 1 次，每次食猪腰 50 克。

【功效】 滋阴润肺补肾。

◎ 沙参枸杞炖乌鸡

【材料】 北沙参 30 克，枸杞 20 克，乌鸡 1 只（重 1000 克左右），料酒 10 毫升，姜 5 克，葱 10 克，盐 3 克，鸡精 2 克，鸡油 30 毫升。

【做法】 将北沙参润透，切成 3 厘米长的段；枸杞洗净；乌鸡宰杀后去毛、内脏及爪；姜拍松，葱切段。将北沙参、枸杞、乌鸡、料酒、姜、葱同放入炖锅内，加水 2800 毫升，置旺火上烧沸，再用文火炖煮 35 分钟，最后加入盐、鸡精、鸡油即成。

【用法】 每日 1 份，佐餐食用。

【功效】 滋阴补肾，调节血糖。

◎ 沙参枸杞炒猪瘦肉

【材料】 北沙参 30 克，枸杞 25 克，猪瘦肉 250 克，西芹 100 克，料酒 10 克，干淀粉 25 克，鸡蛋清 1 个，姜 5 克，葱 10 克，盐 3 克，植物油适量。

【做法】 将北沙参润透、切薄片；枸杞去杂质、果柄，洗净；猪瘦肉洗净，切成 4 厘米长的丝；西芹洗净，切成 4 厘米长的丝；姜切丝，葱切段。将猪肉放入碗中，加入干淀粉、蛋清，抓匀，备用。将炒锅置武火上烧热，加入植物油，烧至六成热时，下入姜、葱爆香，再下入猪肉、料酒，炒至变色，加入西芹、北沙参片、枸杞炒熟后加入适量盐即成。

【用法】 每日 1 份，佐餐食用。

【功效】 除湿退热，滋补肝肾，调节血糖。

◎ 沙参炖燕窝

【材料】 北沙参 15 克（润透、洗净、切薄片），燕窝 2 克（温水发透，去除燕毛），精盐 3 克。

【做法】 将上述材料共入蒸杯内，加入鸡汤 50 毫升，放于蒸笼内炖 1 小时即成。

【用法】 每日 1 份，作早餐食用。

【功效】 滋阴润肺，清热生津。

◎ 沙参百合炖鱼翅

【材料】 北沙参 30 克（润透、切片），鲜百合 30 克（洗净、撕成瓣），鱼翅 50 克（发透、洗净、撕成条），精盐 5 克，菜胆 100 克（洗净、切小段），味精 2 克，料酒 10 克，胡椒粉 2 克。

【做法】 将菜胆加精盐水煮熟，备用。取北沙参、百合放入炖盅内，加入高汤适量，投入鱼翅炖 1.5 小时，加入熟菜胆、精盐、味精、料酒、胡椒粉即成。

【用法】 作佐餐食用，每日 1 份，分 2 次食完。

【功效】 润肺止咳，益胃生津。

◎ 沙参天冬炖老鸭

【材料】 北沙参 15 克（洗净、切片），天冬 15 克（洗净、切片），黄精 15 克（洗净，切片），老鸭 1 只（宰杀后去毛、内脏，洗净），香菇 20 克（水发透、切为两半），葱段 10 克，姜片 10 克，精盐 5 克，味精 3 克，料酒 10 克。

【做法】 将北沙参、天冬、黄精、老鸭、香菇、葱段、姜片共入砂锅内，加入水、精盐、料酒各适量，用大火煮沸后去除浮沫，再改用小火煨炖至熟烂即成。

【用法】 作佐餐食用，每日 1 次，每次吃鸭肉 50 克。

【功效】 滋阴补肺，祛热解毒。

◎ 山药炖羊肚

【材料】 山药 200 克，羊肚 300 克，姜、葱、盐、味精、绍酒各适量。

【做法】 将羊肚洗净、切成小块，山药洗净切片。将山药、羊肚与诸味调料同入砂锅中，加水 4000 ～ 5000 毫升，先用旺火烧沸，再用文火炖熬羊肚至熟。

【用法】 食时加入少许味精，每日 1 份，分 2 次食完，连续服用。

【功效】 补脾胃，益气阴。

◎ 山药炒豆芽

【材料】 山药 12 克，黄豆芽 100 克，枸杞 12 克，植物油 30 毫升，葱 5 克，盐 5 克，醋 3 毫升。

【做法】 将黄豆芽洗净、去须根，山药润透、切丝，枸杞洗净，葱切段。把炒锅置火上烧热，加入植物油，烧至六成热时下入葱花爆香，随即下入豆芽、醋、盐、枸杞、山药丝，炒熟即成。

【用法】 每日 1 份，佐餐食用。

【功效】 补肾明目，健脾除湿。

◎ 山药炒韭菜

【材料】 鲜山药 300 克，韭菜 300 克，料酒 10 克，姜 5 克，葱 10 克，盐 3 克，植物油适量。

【做法】 将山药去皮，切成丝；韭菜去黄叶老梗，切成 4 厘米长的段；姜切片，葱切段。将炒锅置武火上烧热，加入植物油，烧至六成热时，下入姜、葱爆香，再下入山药、韭菜、料酒、盐炒熟即可。

【用法】 每日 1 份，佐餐食用。

【功效】 温中散寒，行气解毒，降低血糖。

◎ 山药炒莴苣

【材料】 鲜山药 300 克，莴苣 300 克，料酒 10 克，姜 5 克，葱 10 克，盐 3 克，植物油适量。

【做法】 将山药去皮，切成 3 厘米见方的片，莴苣去皮，切成 3 厘米见方的薄片；姜切片，葱切段。将炒锅置武火上烧热，加入植物油烧至六成热时，下入姜、葱爆香，再下入山药、莴苣、料酒炒熟，最后加入少量盐即成。

【用法】 每日 1 份，佐餐食用。

【功效】 降血糖。

◎ 山药炒猪腰

【材料】 山药 15 克，猪腰 1 只，葱 5 克，姜 5 克，料酒 15 克，盐少许，淀粉 10 克，植物油适量。

【做法】 把猪腰一切两半，把白色臊腺除去，切成腰花；山药润软，切丝；葱切花，姜切丝。将猪腰放入碗内，加入淀粉、水调匀，放入盐、料酒。炒锅置大火上，加入植物油用中火烧至六成热时，下入葱、姜煸香后放入猪腰、山药丝，炒熟即成。

【用法】 当菜佐餐，适量食用。

【功效】 滋补肝肾，养阴润燥。

◎ 山药炒螺肉

【材料】 鲜山药50克（洗净、切丝），田螺肉100克（洗净、切片），姜片10克，葱段10克，精盐3克，酱油10克，料酒10克，韭菜50克，味精3克，植物油适量。

【做法】 起油锅，下姜片、葱段爆香，加入田螺肉、韭菜、精盐、酱油、料酒、山药炒熟，再加入味精即成。

【用法】 作佐餐食用，每日1次，每次吃螺肉50克。

【功效】 清热解毒，健脾利尿。

◎ 山药枸杞煲苦瓜

【材料】 枸杞30克，苦瓜150克，山药50克，猪瘦肉50克，植物油、葱、姜、清汤、料酒、精盐、五香粉各适量。

【做法】 将山药、枸杞分别洗净，山药切成片，盛入碗中备用；苦瓜洗净，去蒂及瓤、籽后，切成小块备用；猪肉洗净，切成薄片备用。将炒锅置火上，加植物油适量，烧至六成热时，先放入备好的猪肉片，以中火煸炒，加葱花、姜末待猪肉变色出香后，加入苦瓜片、山药片、枸杞以及清汤适量，用大火煮沸，加料酒适量，改用中火煨煲30分钟，待肉片熟烂，加精盐、五香粉各少许，拌匀即成。

【用法】 当菜佐餐，适量食用。

【功效】 补肾益肺，止消渴，降血糖。

◎ 山药炒胡萝卜

【材料】 鲜山药300克，胡萝卜300克，料酒10克，姜5克，葱

10 克，盐 3 克，植物油适量。

【做法】 将山药去皮，切成 4 厘米长的丝；胡萝卜去皮、洗净，切成 4 厘米长的丝；姜切丝，葱切段。将炒锅置武火上烧热，加入植物油烧至六成热时，下入姜、葱爆香，再下入山药、胡萝卜、料酒炒熟，加入盐即成。

【用法】 每日 1 份，佐餐食用。

【功效】 健脾明目，降低血糖。

◎ 山药南瓜煮牛肉

【材料】 山药 30 克（洗净、润透、切片），青南瓜 200 克（洗净、去瓤、切小方块），牛肉 100 克（洗净、切小块），姜片 10 克，葱段 10 克，精盐 5 克，料酒 10 克，植物油适量。

【做法】 起油锅，加入葱、姜爆香，投入牛肉炒至变色，放入南瓜、山药、上汤 1000 毫升，先用大火煮沸，再用小火煮熟即成。

【用法】 作佐餐食用，每日 1 次，每次吃牛肉 50 克、南瓜 50 克，随意喝汤。

【功效】 补中益气，生津止渴。

◎ 双耳煮肉

【材料】 白木耳 10 克（发透、去蒂、撕成瓣），黑木耳 10 克（发透、去蒂、撕成瓣），瘦猪肉 200 克（洗净、切薄片），姜片 5 克，葱段 6 克，精盐 3 克，味精 2 克，胡椒粉 2 克，鸡油 15 克，料酒 10 克。

【做法】 将白木耳、黑木耳、瘦猪肉、葱段、姜片、料酒共入炖锅内，加水 1000 毫升，先用大火煮沸，再用小火煮熟，加入精盐、味精、鸡油、胡椒粉搅匀即成。

【用法】 作佐餐食用，每日 1 次，每次吃猪肉 50 克，喝汤吃双耳。

【功效】 滋阴，润肺，补肾。

◎ 丝瓜炒蘑菇

【材料】 嫩丝瓜 350 克，蘑菇 200 克，植物油、味精、精盐、湿淀粉各适量。

【做法】 将蘑菇洗净；嫩丝瓜洗净，去皮、去两头，切成小段。将炒锅置于火上，用中火烧热后，加入植物油适量，烧至六成熟时，放入丝瓜煸炒至呈绿色时，出锅倒入漏勺中，将油沥干；再将炒锅内放入蘑菇，炒熟后放入丝瓜段、味精、精盐，用湿淀粉勾芡即成。

【用法】 供佐餐食用。

【功效】 降血糖，降血脂，降血压。

◎ 天冬鲜藕煲兔肉

【材料】 天冬20克，鲜藕200克，兔肉200克，绍酒10克，姜5克，葱10克，盐5克，胡椒粉3克，植物油适量。

【做法】 把天冬洗净、切片；鲜藕洗净，切成1厘米见方的块；兔肉洗净，切成3厘米见方的块；姜拍松，葱切段。把植物油放入炒锅内加热，放入葱、姜煸香，加入兔肉炒至变色后加水600毫升，加入绍酒、盐，用中火烧沸，再用文火煲至汤浓稠时即成。

【用法】 每日1次，佐餐食用。每次吃兔肉30～50克。

【功效】 滋阴润肺，清热生津。

◎ 天麻炖鱼头

【材料】 天麻45克，川芎15克，茯苓30克，生黄芪50克，鲜鲤鱼1条（重约750克），葱、姜、黄豆粉、清汤、食盐、白糖、芝麻油各适量。

【做法】 将鲜活鲤鱼宰杀，去除鱼鳞、鳃和内脏，洗净备用。将川芎、茯苓、生黄芪切成片，用第二次米泔水浸泡，再加入天麻泡4～6小时，捞出天麻置米饭上蒸透，切成片待用。将蒸好的天麻片放入鱼头和鱼腹中，置盆内，然后放入葱、姜，加入适量清水后，上笼蒸大约半小时。鱼蒸好后，拣去葱和姜，另用黄豆粉、清汤、食盐、白糖等烧开勾芡，浇在天麻鱼身上，最后淋入芝麻油即成。

【用法】 当菜佐餐，适量食用。

【功效】 平肝息风，行气活血。

◎ 茼蒿炒萝卜

【材料】 白萝卜200克（洗净、切条），茼蒿100克（洗净、切段），精盐、味精、植物油各适量。

【做法】 起油锅，投入白萝卜炒至七成熟时加入茼蒿、精盐、味精，熟透后即可。

【用法】 作佐餐主菜。

【功效】 健脾补中，行气消食。

◎ 土豆炖鸡鸭胰

【材料】 土豆250克，鸡胰脏3～5个，鸭胰脏3～5个，白芷0.5克，八角0.5克，肉豆蔻0.5克，葱2克，姜2克，精盐3克，黄酒2毫升，味精、植物油各适量。

【做法】 先用清水将鸡、鸭胰脏洗净；土豆洗净、去皮，切成小方块。炒锅置于火上，待烧热后加入植物油适量，当油烧热后加入葱、姜，炒出香味，先将土豆块倒入煸炒片刻，再加清水、调料，改为文火炖至土豆烂熟为止，最后加入味精适量，调味后即可出锅。

【用法】 供佐餐食用，吃土豆、鸡鸭胰子，喝汤。

【功效】 补益气，生津液，止干渴，降血糖。

◎ 西芹百合炒乳鸽

【材料】 鲜百合30克（洗净、撕成瓣），西芹100克（洗净、切丁），乳鸽1只（宰杀后去毛、爪、内脏，切小块），姜片10克，葱段10克，精盐5克，味精3克，酱油10克，料酒10克，淀粉10克，胡椒粉2克，麻油10克。

【做法】 将乳鸽上涂抹酱油、淀粉腌渍30分钟。起油锅，加入百合、西芹炒熟后加入乳鸽爆炒至变色，洒入料酒，加入姜、葱、精盐、味精、酱油、麻油炒匀，最后撒入胡椒粉即成。

【用法】 作佐餐食用，每日 1 次，每次食鸽肉 50 克。

【功效】 清热解毒，降压降脂，降低血糖。

◎ 香干炒葱头

【材料】 洋葱头 3 个（约 300 克），香干 3 块，精盐、酱油、植物油各适量。

【做法】 将葱头洗净，剥去外皮，切去根头，用温水浸泡一下，取出后切成丝盛入碗中，加少许精盐揉搓，腌渍 10 分钟，备用。将香干洗净，剖成片，切成细丝。炒锅置火上，加植物油，中火烧至七成热时下洋葱丝，急火翻炒，同时加香干丝、酱油熘炒片刻即成。

【用法】 当菜佐餐，随膳分食，当日吃完。

【功效】 健胃宽胸，生津止渴，行气降糖。

◎ 洋葱炒猪肉

【材料】 鲜洋葱 100 克（洗净、切丝），瘦猪肉 50 克（洗净、切丝），精盐、味精、植物油各适量。

【做法】 起油锅，加入猪肉炒熟后再放入洋葱、精盐、味精煸炒，以嫩脆为佳。

【用法】 作佐餐主菜。

【功效】 益肾降糖。

◎ 洋葱炒鸡丝

【材料】 洋葱 150 克，鸡胸脯肉 100 克，黄酒、盐、味精、酱油、植物油、姜、湿淀粉各适量。

【做法】 将洋葱洗净、切成细丝；鸡胸脯肉切成细丝；湿淀粉勾芡待用。炒锅置于火上，待锅烧热时加入植物油适量，当油烧至六成热时加葱末、姜丝，煸炒出香味后，加入鸡丝、黄酒，熘炒至九成熟时加入洋葱丝，再同炒片刻，加盐、味精、酱油炒匀即可。

【用法】 佐餐当菜食用。

【功效】　降压，降脂，降糖。

◎ 苡仁黄瓜拌海蜇

【材料】　薏苡仁 30 克（洗净、蒸熟），黄瓜 300 克（洗净，去皮、籽，切成小长条，用精盐 5 克腌渍，除去水分），海蜇 150 克（洗净，加水浸泡 2 日，注意换水，浸透后再洗净，切成丝状，放入沸水锅内焯透，用凉水散开，沥干水分），姜丝 5 克，葱花 10 克，味精 5 克，酱油 10 克，料酒 10 克，麻油 15 克。

【做法】　将薏苡仁、黄瓜、海蜇、葱花、姜丝、酱油、麻油、味精、料酒拌匀即成。

【用法】　作佐餐食用，每日 1 次，每次食黄瓜 60 克，海蜇 30 克。

【功效】　滋阴润肺，清热解毒。

◎ 蕹菜荠菜炒虾仁

【材料】　鲜蕹菜 250 克，鲜荠菜 100 克，鲜虾仁 100 克，鸡蛋清 30 克，黄酒、精盐、湿淀粉、味精、植物油各适量。

【做法】　蕹菜、荠菜洗净，切成段备用；将鲜虾仁洗净后，用黄酒、精盐、蛋清、湿淀粉拌匀。在炒锅中加入植物油适量，当油烧至七成热时放入虾仁，快速划散，炒熟捞出；在锅中加入蕹菜、荠菜，翻炒几下后，再加入虾仁，并稍加水，煮沸后加味精适量，用湿淀粉勾芡即可。

【用法】　当菜佐餐，随意食用。

【功效】　补虚疗损，养阴止渴，降低血压。

◎ 玉竹麦冬鸭

【材料】　玉竹 50 克，麦冬 50 克，老母鸭 1 只（重约 1000 克），黄酒、盐各适量。

【做法】　将玉竹、麦冬装入纱布袋中，扎牢袋口，放入冷水浸泡 3 分钟，取出布袋备用。将鸭子活杀、去毛、剖腹、洗净，放入大瓷盆中，鸭背朝下，并将湿布袋放入鸭腹内，淋上黄酒及适量冷水，再将鸭头弯入鸭腹内，用白线在鸭身上绕扎几圈。用旺火隔水蒸 4 小时，瓷盆不加盖，让水蒸气进入，至鸭肉酥烂离火。拆除白线，取出布袋即成。

【用法】 每日 2 次，每次 1 小碗，先喝淡汤，后吃鸭肉。

【功效】 养阴润燥，生津止渴，强心利尿，清肺热，降血糖。

◎ 玉米须龟

【材料】 玉米须 120 克，龟 1 只（500 克左右）。

【做法】 将龟放入盆中，倒入 40℃温水排龟尿，洗净，宰去头、爪，除去内脏，放入炖锅内。将玉米须放入盛龟肉的炖锅内，加水适量，先用旺火煮沸，再用文火慢煮至熟透即成。

【用法】 吃乌龟肉喝汤。

【功效】 滋阴补肾，降糖，降压。

◎ 玉竹银耳炖鲍鱼

【材料】 玉竹 15 克（洗净、切片），银耳 10 克（发透、洗净、去蒂头、撕成瓣），鲍鱼 60 克（洗净、切薄片），姜片 5 克，葱段 6 克，精盐 3 克，味精 2 克，料酒 10 克，胡椒粉 1 克，鸡油 10 克。

【做法】 将玉竹、银耳、鲍鱼、姜片、葱段、料酒同入炖杯内，加入清水 50 毫升，先用大火煮沸，再用小火炖熟，最后加入精盐、味精、鸡油、胡椒粉即成。

【用法】 作佐餐食用，每日 1 次，每次吃鲍鱼 30 克。

【功效】 滋阴润肺，生津止渴。

◎ 玉米须炖蚌肉

【材料】 玉米须 50 克（洗净），蚌肉 200 克（洗净），精盐 3 克。

【做法】 将上述材料共入砂锅内，加水适量，用小火煮至熟烂，最后加入精盐即成。

【用法】 作佐餐食用，每日 1 份。

【功效】 清热解毒，平肝降压，降脂降糖。

◎ 竹笋炒兔肉

【材料】 鲜竹笋片 150 克，净兔肉 250 克，鸡蛋清 1 个，料酒、味精、精盐、酱油、白糖、葱、姜、湿淀粉、植物油、鸡汤、香油各适量。

【做法】 将兔肉切成片，加入味精、精盐、酱油、湿淀粉拌匀。将炒锅烧热后加入植物油适量，待油烧至六成热时，将兔肉片、竹笋片下锅炒熟，捞出沥油；原锅烧热，放入葱、姜煸炒透后，再放入兔肉片、竹笋片，烹入料酒，倾入芡汁颠翻几下，加入少许香油拌匀起锅即可。

【用法】 作佐餐食用，每日 1 份。

【功效】 益气生津，降脂减肥。

四、降糖汤羹调养方

◎ 白萝卜山药绿豆汤

【材料】 白萝卜 250 克，鲜山药 150 克，绿豆 100 克。

【做法】 白萝卜洗净、切成细丝，鲜山药洗净、去皮、切成片，绿豆淘净。将处理后的材料一并放入砂锅中加水适量，煮熟至呈糊状即可。

【用法】 供佐餐分次食用。

【功效】 生津润燥，健脾止渴，利尿解毒。

◎ 百合莲子鲜藕汤

【材料】 百合 30 克（洗净、撕成瓣），莲子 30 克（去心），鲜莲藕 200 克（洗净、去皮、切薄片），精盐 3 克，味精 1 克，胡椒粉 2 克，花生油 15 克。

【做法】 将百合、莲子、鲜莲藕共入锅内，用大火煮沸，再用小火煮 45 分钟，最后加入精盐、味精、胡椒粉、花生油调味即成。

【用法】 作佐餐食用，每日 1 份。

【功效】 清心润肺，健脾止渴。

◎ 蚌肉豆腐汤

【材料】 新鲜蚌肉 150 克，豆腐 250 克，葱 5 克，料酒 10 克，精盐适量。

【做法】 将新鲜蚌肉洗去泥沙、切成块状，放入汤锅内，加水大约
800毫升，煮沸后放入料酒，改文火再煮5分钟；将豆腐切成小块，放
入汤内，武火烧开后，将洗净、切好的葱花撒入汤内，加入精盐即成。

【用法】 当汤佐餐，适量食用。

【功效】 除烦止渴，明目解毒。

◎ 百合怀山猪胰汤

【材料】 百合25克，怀山药50克，猪胰100～150克，精盐少量。

【做法】 将猪胰切成小块、洗净，与百合、怀山药一同用清水煮，
煮30分钟以后，取汤加少量精盐调味即可。

【用法】 当汤佐餐，适量食用。

【功效】 补脾胃，益肺肾，降血糖。

◎ 鳖鱼滋肾汤

【材料】 鳖鱼1只（500克左右），枸杞30克，熟地黄15克，料酒
适量。

【做法】 将鳖鱼切块，置于炖锅内，加入枸杞、熟地黄、料酒和清
水适量，先用武火烧开后改用文火煨炖至肉熟透即可。

【用法】 可佐餐食用或单食。

【功效】 滋补肝肾，滋阴养血。

◎ 赤小豆鲤鱼汤

【材料】 赤小豆50克，天花粉25克，鲤鱼1条（重约500克），
植物油、料酒、葱花、姜末、精盐各适量。

【做法】 将天花粉洗净，晒干或烘干，研成细粉，备用；赤小豆拣
去杂质、洗净，用温开水泡发后备用；鲤鱼宰杀，去鳞、鳃及内脏，洗
净后切成4段。将炒锅烧热，放入适量植物油加热至六成热时，放入备
好的鲤鱼在油锅中煸透，加料酒、葱花、姜末，出香后移入大碗中，备

用；在砂锅中加水置火上烧沸，加入赤小豆，中火煨煮 30 分钟后将鲤鱼移入，改用小火煨煮 30 分钟，待鲤鱼熟烂、赤小豆酥烂时，调入天花粉，拌匀，再煮沸后加精盐调味即成。

【用法】 当汤佐餐，适量食用。

【功效】 健脾益肾，清热解毒，降低血糖。

◎ 冬瓜鸡丝汤

【材料】 冬瓜 350 克，鸡胸脯肉 150 克，生黄芪 30 克，怀山药 30 克，精盐、黄酒、味精各适量。

【做法】 冬瓜去皮、瓤、籽，洗净，切成薄片；山药去皮、洗净、切成薄片，冬瓜片、山药片在沸水中烫过备用；鸡胸脯肉切成细丝；生黄芪用布包好。将处理好的鸡胸脯肉和生黄芪用布包好，一同放入锅中加水 500 毫升，炖至八成熟时，放入冬瓜、山药共煮至熟，再加入适量精盐、黄酒、味精调味后稍煮片刻即可。

【用法】 供佐餐食用。吃肉、喝汤，每日 1 份，分 2 次吃完。

【功效】 益气补中，利尿止渴，降尿糖。

◎ 冬瓜草鱼汤

【材料】 冬瓜 450 克，草鱼肉 350 克，料酒、精盐、葱、姜、植物油各适量。

【做法】 冬瓜去皮、瓤、籽，洗净、切成方块；草鱼肉洗净，切成小块。炒锅加油烧热后放入鱼块稍煎，再加入料酒、冬瓜、精盐、葱、姜、清水煮至鱼肉熟烂入味即可。

【用法】 供佐餐食用，吃肉、喝汤。

【功效】 利尿消肿，减肥降压。

◎ 党参梅枣汤

【材料】 党参 25 克，乌梅 4 枚，大枣 8 枚，冰糖 5 克。

【做法】 将党参、乌梅、大枣同入锅中，加入适量清水，待水煮沸后再煮 20 分钟，随即下入冰糖，煮至汤汁黏稠后即可出锅。

【用法】 每次服用 3 匙，亦可同时食用乌梅、大枣。

【功效】 健脾养胃，生津止渴。

◎ 党参萝卜黑鱼汤

【材料】 党参 15 克（润透、切小段），胡萝卜 150 克（洗净、切小方块），黑鱼 1 条（重约 300 克，宰杀后去鳞、腮、肠杂，洗净，沥干，切片），料酒 10 克，酱油 10 克，姜片 10 克，葱段 10 克，精盐 5 克，味精 3 克，植物油 50 克，香菜 30 克（洗净、切小段），上汤 200 毫升。

【做法】 将鱼片中加入淀粉、精盐、料酒、蛋清腌渍后放入六成热油锅内滑一下，捞起，沥干油。将油锅烧至六成热时，加入姜片、葱段爆香，加入上汤、鱼片、料酒、党参、胡萝卜、酱油，烧熟后调入精盐、味精，最后撒入香菜即成。

【用法】 佐餐食用，每日 1 份。

【功效】 补中益气，生津利水。

◎ 党参百合猪肚汤

【材料】 党参 15 克（润透、切片），百合 30 克（洗净、撕成瓣状），猪肚 200 克（用盐洗净、切成小方块），姜 3 克（拍松），葱段 5 克，红枣 10 枚（去核），绍兴黄酒 10 克，盐 5 克。

【做法】 将猪肚放入锅内，加入上汤，放入姜、葱段、绍兴黄酒、盐、红枣、百合、党参，用大火煮沸后再用小火炖 1 小时即成。

【用法】 每日 1 次，食猪肚 30 ～ 50 克，随意食百合、党参，喝汤。

【功效】 清心润肺，益气补血。

◎ 番薯叶花粉冬瓜汤

【材料】 番薯叶 100 克，天花粉 20 克，黄芪 20 克，冬瓜 250 克。

【做法】 将冬瓜洗净，去瓤、子后连皮切成小长方形块，入锅以植物油煸透，装入碗中备用。番薯叶洗净，纵剖后横切成小片状，待用。

黄芪、天花粉洗净后分别切成片，一同放入纱布袋扎口，与冬瓜块同放入砂锅，加清水 1500 毫升，大火煮沸后改用小火煨煮 20 分钟，待冬瓜熟烂后取出布袋，加新鲜番薯叶拌匀，用小火再煮至沸即成。

【用法】 分早、晚 2 次食用，喝汤，吃番薯叶，嚼食冬瓜肉。

【功效】 清热解毒，利水消肿，降血糖。

◎ 粉葛鲮鱼汤

【材料】 粉葛 120 克，鲮鱼 1 条（重约 250 克），生姜 4 片，蜜枣 4 枚，调料适量。

【做法】 将粉葛洗净、去皮、切大块，蜜枣去核，备用；鲮鱼宰杀，去鳞、鳃、内脏，洗净后沥干水。起油锅，炒香姜，煎鲮鱼至表面微黄后取出，将粉葛、鲮鱼、姜、蜜枣一起放入锅内，加清水适量，武火煮沸后，改为文火煮 2 小时，最后调味即可。

【用法】 当菜佐餐，适量食用。

【功效】 生津止渴，健脾祛湿。

◎ 鸽子汤

【材料】 雏鸽 2 只，枸杞 30 克，鸡汤、精盐、糖、料酒、胡椒粉、姜丝、葱段各适量。

【做法】 将鸽子宰杀，除去毛、爪及内脏，洗净，每只剁成 5 ~ 6 块，投入开水中氽透；枸杞用适量温水洗净备用。将鸽肉块放在蒸碗中，放入已洗净的枸杞和葱段、姜丝、精盐、糖、料酒，并添加适量的鸡汤，入笼蒸约 1 小时出笼，最后撒少许胡椒粉即可。

【用法】 当汤佐餐，适量食用。

【功效】 补气血，健脾胃。

◎ 葛根红枣绿豆汤

【材料】 葛根 30 克，红枣 10 枚，绿豆 50 克。

【做法】 将葛根洗净、滤干，红枣用温水浸泡片刻、洗净，两者一起倒入砂锅内先煎汤，再加冷水二大碗，用小火煎半小时，离火，滤出汁水，取出红枣，去葛根渣。绿豆洗净后倒入有红枣汤汁的砂锅内（如药汁量少，可再加适量水），用小火慢炖 40 ~ 60 分钟即成。

【用法】 每次 1 碗，每日 2 次。

【功效】 补养脾胃，清热降火，生津止渴。

◎ **枸杞杜仲鹌鹑汤**

【材料】 枸杞 30 克，杜仲 15 克，黄芪 15 克，鹌鹑 1 只。

【做法】 将枸杞、黄芪洗净，枸杞用温水浸泡片刻，黄芪切成片，备用。杜仲洗净后切成片状，放入砂锅内加水浓煎 2 次，每次 30 分钟，合并 2 次滤液浓缩至 100 毫升，待用。将鹌鹑宰杀，去毛、爪及内脏，洗净后与枸杞、黄芪片同入锅，加清水适量，先用大火煮沸，烹入料酒，改用小火煨煮 1 小时待鹌鹑肉熟透，加入杜仲浓缩液再煮至沸即成。

【用法】 当菜佐餐，适量食用。

【功效】 补益肝肾，止渴降糖。

◎ **枸杞银耳香菇汤**

【材料】 枸杞 30 克（洗净、去杂质），银耳 30 克（温水泡发、洗净、切细丝），天花粉 30 克（洗净、晒干、研成细粉），香菇 30 克（温水泡发、洗净、切细丝），精盐、味精、淀粉、芝麻油适量。

【做法】 锅内加水 1000 毫升，用大火煮沸后加入枸杞、银耳、香菇，改小火煨煮 30 分钟，倒入天花粉末，加精盐、味精拌匀，并用少量淀粉勾芡，最后淋上芝麻油即成。

【用法】 佐餐食用。

【功效】 补肝益肾，和中养血。

◎ **枸杞黄瓜蛋汤**

【材料】 枸杞 30 克（洗净、去杂质），鲜嫩黄瓜 300 克（洗净、切片，加少许盐腌渍30分钟），鸡蛋1个，葱花、精盐、味精等调料各适量。

【做法】　锅内加水800毫升，用大火煮沸后加入枸杞、黄瓜，调入打匀的鸡蛋，炖煮数分钟后再加入葱花、精盐、味精等调料，并用少许淀粉勾芡，最后淋上麻油即成。

【用法】　佐餐食用。

【功效】　清热养阴，利咽明目，降糖止渴。

◎ 枸杞海参猪胰汤

【材料】　海参4只（水发、洗净、切段），枸杞30克（洗净），猪胰1具（洗净、切片），鸡蛋1个，黄酒、精盐、味精、五香粉适量。

【做法】　将猪胰和海参加入打匀的鸡蛋液中并拌匀，上笼蒸熟后倒入砂锅中，加清水适量，大火煮沸后加黄酒，倒入枸杞，改小火煨炖30分钟后加少量精盐、味精、五香粉拌匀即成。

【用法】　喝汤食肉。

【功效】　滋阴润燥，止渴降糖。

◎ 枸杞西芹白菜汤

【材料】　枸杞15克（洗净、去杂质），西芹50克（洗净、切小段），瘦猪肉50克（洗净、切薄片），白菜100克（洗净、切小段），葱段10克，姜片5克，料酒10克，精盐5克，味精2克，植物油30克。

【做法】　油锅烧至六成热时，投入姜、葱爆香，放入上汤500毫升，煮沸后加入瘦猪肉、枸杞、西芹、白菜、料酒、精盐，煮熟即成。

【用法】　佐餐食用，每日1份。

【功效】　滋阴补肾，生津止渴。

◎ 荷叶苦瓜牛蛙汤

【材料】　鲜荷叶半张（洗净、切成块），苦瓜100克（洗净、去瓤、切成小块），牛蛙 100 克（去皮、内脏、爪，切成 4 块），葱段 10 克，姜片 10 克，料酒 10 克，精盐 5 克，胡椒粉 3 克。

【做法】 将牛蛙、葱段、姜片、料酒、精盐、胡椒粉共入碗内，腌渍 30 分钟。将苦瓜、荷叶、牛蛙放入锅内，加水 1000 毫升，用大火煮沸后再用小火煮至熟，最后去除荷叶即成。

【用法】 佐餐食用，每日 1 次，每次食蛙肉 30 克，喝汤。

【功效】 清热解毒，生津止渴。

◎ 海带决明汤

【材料】 海带 9 克，草决明 15 克，生藕 20 克，调味品适量。

【做法】 将草决明水煎去渣，煎汁中加入海带及藕煮熟后，加入调味品即成。

【用法】 每日 1 份，佐餐食用，连用 15 日。

【功效】 益心散瘀。

◎ 海带萝卜羊肾汤

【材料】 海带 25 克，白萝卜 250 克，羊肾 1 对，湿淀粉、精盐、葱花、姜末、料酒、植物油、五香粉各适量。

【做法】 将海带用清水泡发、洗净、切成小片状，白萝卜洗净、切成 2 厘米左右的小块，放入碗中；将羊肾剖开去臊腥、洗净、切成薄片，放入碗中，用湿淀粉、精盐、葱花、姜末、料酒调成的汁液抓芡揉渍数分钟，备用。用武火将炒锅烧热，加植物油烧至六成热时，加葱花、姜末煸炒出香，加清汤大约 1600 毫升，烧沸后加白萝卜用中火煨煮 20 分钟后加海带片，继续煨煮 10 分钟后再加羊肾片、精盐、五香粉适量，5 分钟后起锅即成。

【用法】 当汤佐餐，适量食用。

【功效】 益气补虚，降血糖，降血脂。

◎ 黄精黑豆汤

【材料】 黄精 30 克，黑豆 30 克，蜂蜜半匙。

【做法】 将黄精与黑豆洗净，倒入砂锅内，加水浸泡 10 分钟后用小火慢炖 2 小时，离火后加蜂蜜半匙即成。

【用法】 当点心吃，黄精与黑豆同食，每日 2 次，每次 1 小碗。

【功效】 补中益气，强肾益胃，降血糖，降血压。

◎ 黄芪薯叶冬瓜汤

【材料】 黄芪 30 克（润透、切片），鲜番薯叶 50 克（洗净、切小段），冬瓜 200 克（洗净、去瓤不去皮、切小长块），精盐 5 克。

【做法】 将上述材料共入锅内，加入清水 1000 毫升，用大火煮沸，再用小火煮至瓜熟即成。

【用法】 每日 1 份，喝汤吃瓜。

【功效】 清热解毒，利水消肿。

◎ 黄芪番薯叶泥鳅汤

【材料】 泥鳅 250 克，番薯叶 120 克，生黄芪 50 克，精盐、五香粉各适量。

【做法】 将泥鳅放入清水中静养 3 天，以除去肠内泥污，再放入沸水锅中焯烫，然后投入砂锅，加清水适量备用；番薯叶洗净，切成小片或小段；生黄芪洗净，放入纱布袋中，扎口备用。将砂锅加温，水沸后加葱花、姜末混合均匀，再加入生黄芪布袋，改为小火煨煮 40 分钟，待泥鳅熟烂，取出布袋再加入番薯叶、精盐、五香粉，煮沸数分钟即可。

【用法】 当菜佐餐，适量食用。

【功效】 补气健脾，养血和胃，降低血糖。

◎ 荠菜猪胰汤

【材料】 荠菜 100 克（洗净），猪胰 1 只（洗净、切薄片），鸡蛋 1 个，姜丝 5 克，葱花 10 克，料酒 10 克，精盐 5 克，酱油 10 克，植物油 30 克，生粉 20 克。

【做法】 将猪胰放入料酒、精盐、酱油、鸡蛋、生粉碗内，加清水拌成糊状。油入锅内，烧至六成热时，加入姜、葱爆香，再加入上汤1000毫升，煮沸后放入猪胰、荠菜煮熟即成。

【用法】 佐餐食用，每日1次，每次吃猪胰50克，随意食荠菜，喝汤。

【功效】 滋阴止血，降低血糖。

◎ 豇豆汤

【材料】 带壳豇豆100～150克。

【做法】 将豇豆洗净入锅，加水煮至熟即成。

【用法】 吃豆喝汤，每日1份，常吃。

【功效】 健脾补肾。

◎ 苦瓜降糖汤

【材料】 苦瓜450克，玄参30克，炒苍术15克，精盐、味精各适量。

【做法】 苦瓜去瓤、洗净、切成小片放入锅中；玄参、苍术（布包）一起放入锅中，加水适量，煮汤，待苦瓜煮熟后加入精盐、味精调味。

【用法】 捞出苍术、玄参，吃菜喝汤，供佐餐食用。

【功效】 清热泻火，降低血糖。

◎ 苦瓜荠菜瘦肉汤

【材料】 猪瘦肉100克，荠菜50克，鲜苦瓜200克，食盐、糖、淀粉各适量。

【做法】 将猪瘦肉洗净、切片，用食盐、糖加淀粉勾芡，腌好；鲜苦瓜去瓤、洗净、切片；荠菜去杂质，并将荠菜及根洗净后备用。将荠菜放入锅内，加清水适量，文火煮半小时后去渣，再加入苦瓜煮熟，然后下猪瘦肉片，煮5分钟至肉熟调味即可。

【用法】 当汤佐餐，适量食用。

【功效】 清心泻热，解暑止渴。

◎ 莲子苡仁番茄汤

【材料】　莲子 30 克（发透、去心），薏苡仁 30 克（发透、洗净），番茄 100 克（洗净、切薄片），葱段 10 克，姜片 5 克，绍兴黄酒 10 克，味精 5 克，精盐 5 克，鸡蛋 1 个，植物油适量。

【做法】　将莲子、薏苡仁用大火蒸熟。取植物油入锅内烧至六成热时，打入鸡蛋，煿至两面金黄，加入清水 1000 毫升，煮开后再加入熟莲子、熟薏苡仁，投入姜片、葱段、绍兴黄酒、味精、精盐、番茄，煮沸 5 分钟即成。

【用法】　佐餐食用，每日 1 次。

【功效】　健胃消食，生津止渴。

◎ 龙眼肉桑椹兔肉汤

【材料】　龙眼肉 30 克，桑椹 15 克，枸杞 15 克，兔肉 250 克，生姜、食盐、黄酒、植物油各适量。

【做法】　将龙眼肉、桑椹、枸杞洗净；兔肉切成薄片。取植物油入锅内烧至六成热时放入生姜、食盐、黄酒炒香，加入备好的龙眼肉、桑椹、枸杞，并加入适量的水，炖煮 30 分钟即可。

【用法】　当汤佐餐，适量食用。

【功效】　滋补肝肾，降低血糖。

◎ 芦笋鲤鱼汤

【材料】　芦笋 150 克，鲤鱼 1 条（重约 450 克），黄酒、葱、姜、盐、味精、胡椒粉各适量。

【做法】　将芦笋洗净、切成小段，放入沸水中稍烫后捞出，放入冷开水中备用；将鲤鱼宰杀，去鳞、鳃、内脏，洗净后放入砂锅中，加水适量，先用大火煮沸，撇去浮沫后加黄酒、葱、姜改用小火煨炖，待鱼将熟时加入芦笋、精盐、味精、胡椒粉等调料，用小火再煮片刻即可。

【用法】　当菜佐餐，随意食用。

【功效】　滋阴清热，降压止渴。

◎ 南瓜绿豆汤

【材料】 老南瓜 100 克,绿豆 50 克,食盐 5 克。

【做法】 先将绿豆洗净,用食盐略腌一会;南瓜削去老皮、抠去瓜瓤,洗净、切成 2 厘米的方块。锅内加水约 500 毫升,先下绿豆,武火烧开煮 15 分钟后再加些水和南瓜,文火煮至绿豆开花即成。

【用法】 喝汤食瓜豆,可每天服 1 ~ 2 次。

【功效】 清热润燥,健脾止渴。

◎ 肉片丝瓜汤

【材料】 丝瓜 250 克,猪瘦肉 50 克,淀粉 5 克,鸡蛋 1 个,植物油 5 克,味精 2 克,精盐 3 克,葱 3 克,木耳少许。

【做法】 将猪瘦肉洗净、切成薄片,放入盘内,加精盐、淀粉以及蛋清拌匀;木耳用温水发后、洗净;丝瓜刨去皮、洗净、切成滚刀块;葱切成花。将炒锅放于炉上烧热,放入适量清水,烧开后放入猪瘦肉片、丝瓜片,再放入木耳、精盐、味精以及葱花,装入盆中即可。

【用法】 佐餐食用,吃肉、瓜,喝汤。

【功效】 清热化痰,生津止渴,解暑除烦。

◎ 三粉银耳汤

【材料】 南瓜粉 50 克,山药粉 30 克,猪胰粉 30 克,银耳 30 克（泡发后去蒂、撕成小片）,海带 15 克（洗净、切成小片）,葱花、姜末、黄酒、精盐、味精、五香粉、植物油等适量。

【做法】 取植物油入锅内烧热后加入葱花、姜末爆香,加清水适量,倒入银耳,用小火煨煮 30 分钟,调入海带、猪胰粉、山药粉、南瓜粉,加黄酒拌匀再煮沸后撒入精盐、味精、五香粉,拌匀即成。

【用法】 作汤,佐餐食用。

【功效】 润肺健脾,降糖止渴。

◎ 沙参养胃汤

【材料】 北沙参 15 克（润透、切片）,山药 15 克（洗净、切片）,

玉竹 15 克（洗净、切小段），鹅肉 200 克（洗净、去骨），蘑菇 30 克（发透、去蒂），姜 5 克（拍松），葱段 10 克，绍兴黄酒 10 克。

【做法】 将上述材料共入锅内，加水 1000 毫升，先用大火煮沸，再以小火煮 2 小时即成。

【用法】 每日 1 次，每次吃鹅肉 50 克，喝汤。

【功效】 益气和胃，止渴降糖。

◎ 山药鲫鱼汤

【材料】 活鲫鱼 1 条（重约 350 克），鲜山药 150 克，葱、姜、芝麻油、精盐各适量。

【做法】 把活鲫鱼宰杀后，去鳞、鳃及内脏，洗净。将山药洗净、去皮、切块，同鲫鱼一起放入锅中，加姜、葱、精盐、芝麻油、水适量同煮，煮至汤呈乳白色、鱼熟即可。

【用法】 每日 2 次，适量佐餐食用。

【功效】 补肾补虚，健脾益气。

◎ 山药羊肉萝卜汤

【材料】 山药 50 克，草果 5 克，羊肉 500 克，豌豆 100 克，萝卜 300 克，生姜 10 克，香菜 10 克，胡椒粉 2 克，食盐 3 克，醋 10 克。

【做法】 将羊肉洗净，切成 2 厘米见方的小块；豌豆拣干净，淘洗净；萝卜切成 3 厘米见方的小块；山药泡软切片；香菜洗净，切段。将草果、山药、羊肉、豌豆、生姜放入锅内，加水适量，置武火上烧开后移至文火上煎熬 1 小时，再放入萝卜块煮熟。放入香菜、少许醋、胡椒粉、食盐，装碗即成。

【用法】 每日 1 次，适量用粳米饭佐食。

【功效】 清胃消食，降低血糖。

◎ 山药南瓜汤

【材料】 山药 250 克，青嫩南瓜 250 克。

【做法】 将山药去须根、洗净，将外表皮刮去薄薄一层，尽量保持黏液质，并剖条、切成小块状；或将山药洗净后连皮切碎，捣绞成糊状，备用。青嫩南瓜洗净后，切成 2 厘米宽、4 厘米长的条，备用。炒锅置火上加植物油，烧至六成热时，加葱花、姜末煸炒出香，加清水2000 毫升，烧开后放入南瓜条，以中火煨煮 20 分钟，再加入山药小块（或山药糊），改用小火继续煨煮 10 分钟，使汤呈黏稠状即成。

【用法】 随餐作主食，早、中、晚三餐食用，当日吃完，并减少主食摄入量。

【功效】 益气养血，止消渴，降血糖。

◎ 丝瓜山药木耳汤

【材料】 丝瓜 150 克，山药 50 克，白木耳 15 克，调料适量。

【做法】 将丝瓜洗净、去皮、切块；山药切块；白木耳水发后与山药、丝瓜一起炖汤，最后加调料即成。

【用法】 佐餐食用，吃瓜菜喝汤。

【功效】 滋阴生津，健脾补肾，清热益气。

◎ 丝瓜牡蛎肉芝麻汤

【材料】 鲜牡蛎肉 150 克，丝瓜 450 克，黑芝麻粉 30 克，料酒、葱花、姜末、精盐、味精、五香粉、湿淀粉、麻油各适量。

【做法】 把丝瓜刮去薄层外皮、洗净并切成片；将鲜牡蛎洗净，放入沸水锅中烫 5 分钟后捞出，再切成牡蛎薄片。将汤锅置火上，加植物油烧至六成热，投入牡蛎片并煸炒，烹入料酒，加清汤 800 毫升，中火煮沸后投入丝瓜片，加葱花、姜末以及黑芝麻粉后再煮至沸，加精盐、味精以及五香粉，用湿淀粉勾芡，淋入麻油，拌和均匀即成。

【用法】 当汤佐餐，适量服食。

【功效】 凉血和血，清热解毒，止渴降糖。

◎ 蕹菜玉米须汤

【材料】 玉米须 100 克，蕹菜根 180 克。

【做法】 将玉米须和蕹菜根分别洗净,并将玉米须和蕹菜根切成小段;再将两者放入砂锅,加清水 2500 毫升,用文火煨煮 30 分钟即成。

【用法】 当菜佐餐,适量食用。

【功效】 生津止渴,清热解毒,降血压,降血糖。

◎ 蕹菜枸杞鹌鹑汤

【材料】 鲜蕹菜 100 克,鹌鹑 1 只,枸杞 30 克,精盐适量。

【做法】 把鹌鹑宰杀去毛,除去内脏并清洗干净,与枸杞及蕹菜一起放入砂锅,加水适量,煎煮至肉烂熟,加精盐适量调味即成。

【用法】 食肉,饮汤,吃菜,佐餐食用。

【功效】 益精血,补肝肾,除虚热。

◎ 乌梅猪肺汤

【材料】 乌梅 10 克(洗净),猪肺 100 克(洗净、切成小方块),红枣 10 枚(洗净、去核),绍兴黄酒 10 克,葱段 10 克,姜 5 克(拍松),精盐 5 克。

【做法】 将上述材料共入锅内,用大火煮沸后再用小火煮熟即成。

【用法】 佐餐食用,每日 1 份。

【功效】 清肺热,止消渴。

◎ 雪蛤乌鸡汤

【材料】 雪蛤 6 克,净乌鸡 350 克,胡萝卜丁 50 克,姜片、葱段、鲜汤、盐、料酒、味精、胡椒粉各适量。

【做法】 将雪蛤去筋皮、洗净,用温水泡发 2 小时;乌鸡洗净、剁成块,入沸水锅内焯去血水,用温水洗净。将胡萝卜丁、乌鸡、姜片、葱段、料酒放入锅内,加入鲜汤炖 1 小时,再加入雪蛤炖 15 分钟,最后调入盐、味精、胡椒粉即可。

【用法】 佐餐食用,每日 1 剂,每次食鸡肉 50 克,喝汤,吃雪蛤。

【功效】 滋阴润肺,清热利尿。

◎ 洋参鲫鱼汤

【材料】　西洋参3克，黄精15克，鲫鱼300克，料酒、植物油各适量。

【做法】　将鲫鱼宰杀，去鳃、鳞及内脏，洗净，入植物油锅稍煎，加料酒烹炒出香，盛入大碗中，备用。将西洋参、黄精分别洗净，西洋参切成片；黄精切成小段或切成薄片。将炖锅置大火上，加清汤或清水1000毫升，煮沸后放入鲫鱼，改用小火煮30分钟，最后加入西洋参片及黄精段拌匀即成。

【用法】　佐餐当汤，随意服食，吃鲫鱼，喝汤，嚼食西洋参、黄精。

【功效】　清热消肿，生津止渴，降血糖。

◎ 银耳菠菜根汤

【材料】　银耳10克，菠菜根100克。

【做法】　将银耳用清水充分浸泡备用。将菠菜根洗净，切为寸段，与银耳同入锅中，加入适量清水，煮至银耳烂熟后即可出锅。

【用法】　喝汤吃银耳，每日食用2次。

【功效】　滋阴润燥，生津止渴。

◎ 银耳鸽蛋汤

【材料】　银耳20克，海带15克，鸽蛋5个，葱花、姜末精盐各适量。

【做法】　将银耳、海带用温开水泡发，海带洗净后切成丝；银耳去蒂后撕成瓣状，备用。砂锅内放清水适量，加银耳后用文火煮炖30分钟，再加入海带丝，用小火煨煮10分钟后加入鸽蛋、葱花、姜末少许，煮熟后加精盐适量即可。

【用法】　当汤佐餐，适量食用。

【功效】　滋补肝肾，止渴降糖。

◎ 猪胰蚌肉汤

【材料】　猪胰200～300克，鲜蚌肉250克，植物油、黄酒、精盐各适量。

【做法】 将猪胰洗净、切块；活河蚌去壳，取出蚌肉，洗净、切块。起油锅，放植物油 2 匙，用中火烧热后倒入蚌肉翻炒 5 分钟，加黄酒 1 匙，然后焖烧 5 分钟至散发出香味时盛入砂锅内。将猪胰倒入砂锅内，加冷水浸没，用中火烧开后加黄酒 1 匙，再改用小火慢煨 2 小时，然后加精盐半匙，继续慢煨 1 小时，直至蚌肉软烂即成。

【用法】 每日 2 次，每次 1 小碗，以饮为主，也可佐餐食。

【功效】 清补五脏，除热解渴。

◎ 猪胰海参汤

【材料】 海参 2 个，鸡蛋 1 枚，枸杞 30 克，猪胰 1 具，料酒、精盐、五香粉各适量。

【做法】 将猪胰放入清水中反复冲洗干净，切成片备用；海参泡发，去除内脏，洗净后切成小段备用；鸡蛋打碎、搅匀。鸡蛋中加入海参搅拌均匀后移入蒸碗内，上笼屉蒸熟后倒入砂锅，加清水适量，大火煮沸后加料酒，并将猪胰片、枸杞倒入，改用小火煨煮 30 分钟，最后加精盐、五香粉少许，调味即成。

【用法】 当汤佐餐，适量食用。

【功效】 滋阴润燥，止渴降糖。

◎ 银耳薏苡仁山药羹

【材料】 薏苡仁 60 克，银耳 30 克，山药 30 克。

【做法】 将银耳用温水泡发，洗净之后撕成朵片状，备用。将薏苡仁、山药分别洗净，山药切成片后和薏苡仁同入砂锅，加适量水，大火煮沸之后改用小火煨煮 30 分钟，拌入银耳朵片，继续煨煮 20 分钟，煮成稠羹即成。

【用法】 早、晚分食。

【功效】 补虚润燥，清热除烦，止渴降糖。

◎ 芦笋薏苡仁羹

【材料】　枸杞 30 克，芦笋罐头 1 听，薏苡仁 20 克，赤小豆 60 克。

【做法】　将枸杞、薏苡仁以及赤小豆分别洗净，放入温开水中浸泡 30 分钟后连同浸泡水一起放入砂锅，再加适量清水，用大火煮沸后改小火煨煮 1 小时。开启芦笋罐头，取出芦笋 50 克，切成碎末状，并倒出适量芦笋汁液，待枸杞、薏苡仁以及赤小豆煨煮至酥烂羹状时，调入芦笋碎末和汁液，拌和均匀，继续煨煮成羹即成。

【用法】　早、晚分食。

【功效】　补虚止渴，清热解毒，降血糖。

◎ 猪胰菠菜蛋羹

【材料】　猪胰 1 个，鸡蛋 3 枚，菠菜 60 克，葱、姜、食盐各适量。

【做法】　将猪胰切成薄片备用，鸡蛋打入碗内拌匀，菠菜切碎备用。先将猪胰入锅煮熟，再把拌匀的蛋慢慢调入，呈蛋花样，加入切碎的菠菜，煮沸后加入葱、姜、食盐调味即成。

【用法】　佐餐食用，可常食。

【功效】　补脾益肺，润燥止渴。

五、降糖药茶调养方

现代中药药理学研究发现，茶叶具有降低血脂、抗动脉粥样硬化的作用，还具有抗衰老、活血化瘀、醒脑提神、减肥利尿、降压护心、抗辐射损伤、增强人体免疫功能等多种药理作用。

药茶又称茶剂，是将中药（单味或复方）或食物与茶叶配用或代茶冲泡、煎煮饮用，以预防或调养疾病，也可用于保健养生。使用时，用沸水冲泡或加水稍煮沸后，像饮茶一样服用即可。药茶调养法是人们在长期同疾病做斗争的过程中，不断实践、充实和发展而形成的独具特色的调养方法。药茶疗效确切、服用方便，深受糖尿病患者的欢迎。

◎ 菝葜叶茶

【材料】　菝葜叶 30 克。

【做法】 将鲜菝葜叶洗净、切碎，加水适量煎沸。

【用法】 代茶饮用。

【功效】 降血糖，祛风湿。

◎ 白参茶

【材料】 白参 3 ~ 6 克。

【做法】 将白参切片以沸水冲泡。

【用法】 代茶不拘时饮用。

【功效】 生津止渴。

◎ 百解茶

【材料】 百解 60 克。

【做法】 将百解碾制成粗末，加水适量煎服。

【用法】 代茶饮用。

【功效】 止渴解毒，清热生津。

◎ 扁豆木耳饮

【材料】 白扁豆 50 克，黑木耳 30 克。

【做法】 将白扁豆、黑木耳分别洗净，晒干，一同研为细末，冲入开水即可。

【用法】 每次取 9 克细末，开水冲服。

【功效】 清热益气，燥湿利水。

◎ 扁豆花粉消渴茶

【材料】 白扁豆 30 克，黄芪 20 克，天花粉 20 克。

【做法】 将白扁豆、天花粉以及黄芪分别洗净，晒干或烘干。将白扁豆放入锅中，微火炒至焦黄，砸碎之后与天花粉、黄芪共研成细末，一分为二，装入棉纸袋中，挂线封口，备用。

【用法】 冲茶饮，每次 1 袋，每日 2 次，放入杯中用沸水冲泡，加盖闷 15 分钟后即可频频饮用。通常每袋可连续冲泡 3 ～ 5 次，当日饮完。

【功效】 益气养阴，健脾和胃，降血糖。

◎ 二冬润肺消渴茶

【材料】 天冬 10 克，麦冬 10 克。

【做法】 将麦冬、天冬分别洗净、切成片，阴干或晒干，分成 2
份，混合后包好，备用。

【用法】 冲茶饮，上、下午各取 1 包，将其置于茶杯中，倒入刚沸
的水并盖严杯盖，闷 20 分钟即可饮用。在饮茶时可将口鼻对着杯口深
呼吸，以增强其作用，通常可冲泡 3 ～ 5 次。

【功效】 养阴润肺，降血糖。

◎ 枸杞五味茶

【材料】 枸杞 10 克，五味子 3 克。

【做法】 将上述 2 味中药放入茶杯中，以沸水冲泡，盖上杯盖闷片
刻即可。

【用法】 代茶饮用。

【功效】 益气补阴，生津止渴。

◎ 皋芦叶茶

【材料】 皋芦叶 100 克。

【做法】 把鲜皋芦叶洗净、切碎，水煎沸即可。

【用法】 每日代茶饮用。

【功效】 除烦消痰，清热解渴。

◎ 葛根麦冬饮

【材料】 葛根 15 克，麦冬 15 克，牛奶 10 克。

【做法】 将前 2 味药加水煎后取汁，兑入牛奶，煮沸即成。

【用法】 每日 1 份，早餐饮完。

【功效】 滋阴补肾，生津止渴。

◎ 葛根玉泉茶

【材料】 葛根 36 克，麦冬 15 克，天花粉 15 克，乌梅 10 克。

【做法】 将乌梅砸碎，与洗净、切碎的葛根、天花粉以及麦冬同入砂锅，加足量清水，中火煎煮 20 分钟，过滤去渣，取汁约 2000 毫升。

【用法】 每日饮 2 次，每次 1000 毫升，当茶频频饮用，当日饮完。

【功效】 降血糖，生津止渴。

◎ 葛麦五味消渴茶

【材料】 葛根 20 克，五味子 10 克，麦冬 10 克，天花粉 10 克。

【做法】 将葛根、麦冬、五味子以及天花粉分别洗净，晒干或烘干后共研成粗末，一分为二，放于棉纸袋中，挂线封口，备用。

【用法】 冲茶饮，每次 1 袋，每日 2 次，放入杯中用沸水冲泡，加盖闷 15 分钟后即可频频饮用。通常每袋可连续冲泡 3 ～ 5 次，当日饮完。

【功效】 降血糖，生津止渴。

◎ 骨皮麦枣消渴茶

【材料】 地骨皮 15 克，红枣 6 枚，麦冬 15 克。

【做法】 将地骨皮、麦冬以及红枣分别洗净，红枣去核，一起晒干或者烘干后共研为粗末，一分为二，放于棉纸袋中，挂线封口，备用。

【用法】 冲茶饮，每次 1 袋，每日 2 次，放入杯中用沸水冲泡，加盖闷 15 分钟后即可频频饮用。通常每袋可连续冲泡 3 ～ 5 次，当日饮完。本消渴茶宜凉饮，饮用时应注意。

【功效】 生津止渴，清热养阴，降血糖。

◎ 瓜皮茶

【材料】 冬瓜皮 10 克，西瓜皮 10 克，天花粉 8 克。

【做法】 将冬瓜皮、西瓜皮以及天花粉分别洗净、切成小片，放入砂锅中加水适量，煎煮 10 分钟左右即成。

【用法】 取汁代茶饮用。

【功效】 生津止渴，清热利尿。

◎ 花粉茶

【材料】 天花粉 150 克。

【做法】 将天花粉制成粗末。

【用法】 每日 15 ~ 20 克，沸水冲泡，代茶频饮。

【功效】 生津，清热，止渴。

◎ 槐花枸杞茶

【材料】 枸杞 10 克，槐花 3 克，茉莉花茶 3 克。

【做法】 将以上材料放入保温杯内，以沸水冲泡。

【用法】 代茶频饮。

【功效】 降压明目，滋补肝肾。

◎ 黄精玉竹茶

【材料】 黄精 20 克，玉竹 20 克。

【做法】 将黄精及玉竹洗净、晒干、切片，放入砂锅内加水煎成稠汁约 300 毫升即成。

【用法】 代茶频频饮用，当天饮完。

【功效】 益气养阴，生津降糖。

◎ 黄精麦冬玉米须茶

【材料】 麦冬 15 克，黄精 10 克，玉米须 30 克。

【做法】 将玉米须洗净、切碎后装入纱布袋中，扎口备用。黄精及麦冬分别洗净后切成片，与玉米须袋同入砂锅内加足量清水，中火煎煮 20 分钟之后取出药袋即可。

【用法】 代茶频频饮用，当日饮完。在饮用时，黄精、麦冬也可同时嚼食咽下。

【功效】 解毒泻热，养阴生津，降糖降压。

◎ 绞股蓝枸杞茶

【材料】 枸杞 15 克，绞股蓝 15 克。

【做法】 将绞股蓝与枸杞分别拣杂后洗净、晒干，放入大号茶杯中，以刚煮沸的水冲泡，加盖闷 15 分钟之后即可饮用。

【用法】 当茶频频饮用，通常可连续冲泡 3 ～ 5 次。

【功效】 滋补肝肾，降血压，降血糖。

◎ 降糖茶

【材料】 老茶树叶 10 克（70 年以上老茶树的树叶为佳）。

【做法】 将老茶树叶 10 克研成粗末，以沸水冲泡闷 10 分钟即可饮用。

【用法】 每日 1 份（可冲泡 2 ～ 3 次），不拘时饮用，并且可将茶叶嚼烂食之，连饮 15 ～ 30 天。

【功效】 利湿浊，降血糖，生津止渴。

◎ 菊花茶

【材料】 决明子 10 克，槐花 6 克，菊花 6 克，龙井茶 3 克。

【做法】 将以上材料放入茶杯中，用沸水冲泡即可。

【用法】 代茶频饮。

【功效】 降压降糖，清热明目。

◎ 苦瓜茶

【材料】 新鲜苦瓜 1 个，茶叶 50 克。

【做法】 将鲜苦瓜在上 1/3 处截断、去瓤，纳入茶叶后用竹签插合，并以细线扎紧，挂通风处阴干。待苦瓜干后，在其外部用洁净纱布以温开水擦净，连同茶叶切碎，混合均匀。每次取 10 克放入有盖杯中，用沸水冲泡，加盖闷 30 分钟后即可饮用。

【用法】　代茶频频饮服，可连续换冲开水 3 ～ 5 次。

【功效】　清热利尿，明目减肥，降血糖。

◎ 罗汉果茶

【材料】　罗汉果 15 克。

【做法】　每年 9 ～ 10 月间果实成熟时采摘，先放在地板上待其充分成熟，10 天后果皮转黄时再用火烘烤，制成叩之有声的干燥果实（也可在中药店购买），切成饮片。

【用法】　择量放入有盖杯中以沸水冲泡，加盖闷 15 分钟即可饮用。当茶频频饮用，通常可连续冲泡 3 ～ 5 次。

【功效】　清肺止咳，降血糖，降血压。

◎ 麦冬黄连茶

【材料】　麦冬 15 克，黄连 2 克。

【做法】　将麦冬、黄连洗净之后放入有盖杯中，用沸水冲泡，加盖闷 15 分钟之后即可饮用。

【用法】　代茶频频饮用，通常可冲泡 3 ～ 5 次。

【功效】　清热润燥，滋阴生津，降血糖。

◎ 麦冬乌梅止渴茶

【材料】　麦冬 15 克，乌梅 6 枚。

【做法】　将麦冬与乌梅分别洗净，麦冬切碎后与乌梅同入砂锅内，加足量水，中火煎煮 20 分钟后过滤，取煎液约 2000 毫升。

【用法】　每日 2 次，代茶频频饮服，每次 100 毫升，当日饮完。

【功效】　养阴降糖，生津止渴。

◎ 麦冬生地消渴茶

【材料】　麦冬 10 克，黄连 2 克，生地黄 10 克。

【做法】　将麦冬、生地黄分别洗净、切成片，和黄连同入大茶杯中，以刚沸的开水冲泡，加盖闷 20 分钟之后即可饮用。

【用法】　代茶频频饮服，通常可连续冲泡 3 ~ 5 次，当日饮完。

【功效】　消渴降糖，清热除烦。

◎ 枇杷根茶

【材料】　枇杷根 100 克。

【做法】　将枇杷根洗净、切片，以水煎汤。

【用法】　代茶频频饮用，不拘时。

【功效】　清肺热，降血糖。

◎ 芪麦生地消渴茶

【材料】　黄芪 15 克，生地黄 10 克，麦冬 15 克，玉竹 10 克。

【做法】　将黄芪、麦冬、生地黄以及玉竹分别洗净、晒干或烘干后共研成细末，一分为二，放入棉纸袋中，挂线封口，备用。

【用法】　冲茶饮，每次 1 袋，每日 2 次，放入杯中用沸水冲泡，加盖闷 15 分钟后即可频频饮用。通常每袋可连续冲泡 3 ~ 5 次，当日饮完。

【功效】　生津止渴，益气养阴，降血糖。

◎ 人参益胃消渴茶

【材料】　生晒参 1 克，麦冬 15 克，玉竹 15 克。

【做法】　把生晒参洗净、晒干或烘干后研成极细粉，备用。再将玉竹、麦冬分别洗净、晒干或烘干后共研成细末，和人参粉混合均匀，一分为二，装入棉纸袋中，挂线封口，备用。

【用法】　冲茶饮，每次 1 袋，每日 2 次，放入杯中用沸水冲泡，加盖闷 15 分钟后即可频频饮用。通常每袋可连续冲泡 3 ~ 5 次，当日饮完。本消渴茶连服 10 天为 1 个调养周期，间隔 7 ~ 10 天后根据病情需要可继续下 1 个调养周期。

【功效】　生津止渴，滋阴益胃，降血糖。

◎ 三根茶

【材料】 老茶根 30 克，榆树根 30 克，茜草根 15 克。

【做法】 将上述材料用水煎服。

【用法】 每日 1 份，代茶饮用，以 4 周为 1 个调养周期。

【功效】 清热降压，活血凉血。

◎ 桑白皮茶

【材料】 桑白皮 30 克。

【做法】 把桑白皮洗净、切丝，晒干备用，水煎煮沸。

【用法】 每日 1 份，代茶饮用。

【功效】 降血压，降血糖，利尿消肿。

◎ 丝瓜茶

【材料】 丝瓜 250 克，茶叶 10 克，精盐 1 克。

【做法】 先把丝瓜洗净，切成 2 厘米厚的片，加入食盐和适量水煮沸，再放入茶叶煮沸 1 ~ 2 分钟即可饮用。

【用法】 代茶饮用，每日 3 次。

【功效】 滋阴解渴，生津补虚。

◎ 沙参乌梅茶

【材料】 北沙参 10 克，麦冬 10 克，石斛 10 克，玉竹 10 克，乌梅 5 枚。

【做法】 将上述材料共研为粗末，加冰糖少许。

【用法】 每日 1 份，沸水冲泡后加盖闷 15 分钟，作茶饮。

【功效】 养阴润燥，生津止渴。

◎ 山楂根茶

【材料】 山楂根 10 克，茶树根 10 克，荠菜花 10 克，玉米须 10 克。

【做法】 把山楂根、茶树根制成粗末，荠菜花、玉米须切碎，将上述材料共用水煎。

【用法】 代茶饮用。

【功效】 降脂化浊，利尿降糖。

◎ 山楂荷叶茶

【材料】 生荷叶 20 克，生山楂 15 克。

【做法】 将以上 2 味材料制成粗末，加水适量，水煎煮沸。

【用法】 代茶饮用。

【功效】 降血脂，降血压，消暑止渴。

◎ 山楂葛根槐花茶

【材料】 槐花 10 克，山楂 30 克，葛根 30 克，绿茶 3 克。

【做法】 将以上 4 味材料加水适量，水煎沸 20 分钟。

【用法】 代茶饮用。

【功效】 凉血降压，清热生津，降脂降糖。

◎ 山药花粉茶

【材料】 山药（切薄片）200 克，生花粉（洗净，切薄片）200 克。

【做法】 沸水冲泡，加盖闷 15 分钟。

【用法】 每日 1 份，可连续冲泡 3 ～ 5 次，作茶饮。

【功效】 清热健脾，生津止渴。

◎ 山药葛根消渴茶

【材料】 山药 15 克，天花粉 10 克，葛根 15 克，麦冬 10 克。

【做法】 将山药、葛根、天花粉以及麦冬分别洗净、晒干或烘干后共研成粗末，一分为二，装入棉纸袋中，挂线封口，备用。

【用法】 冲茶饮，每次 1 袋，每日 2 次，放入茶杯中后用沸水冲泡，加盖闷 15 分钟后即可频频饮服。通常每袋可连续冲泡 3 ～ 5 次，当日饮完。

【功效】　生津止渴，养阴除烦，降血糖。

◎ 参杞茶

【材料】　西洋参片 6 克，枸杞 15 克。

【做法】　将上述材料洗净，放入炖杯内加清水 200 毫升，大火煮沸后改小火煎 40 分钟即成。

【用法】　每日 1 份，分次饮服。

【功效】　补肾益气，生津止渴。

◎ 石膏乌梅茶

【材料】　乌梅 20 枚，生石膏 150 克，白蜜 3 克。

【做法】　将生石膏捣碎，用纱布包裹后与乌梅同煮，过滤取汁，调入白蜜。

【用法】　代茶饮用。

【功效】　生津止渴，清热泻火。

◎ 乌梅茶

【材料】　乌梅 50 克。

【做法】　把乌梅加水煎煮或用沸水冲泡后闷 10 分钟，代茶饮用。

【用法】　每日 1 份，不拘时温服。

【功效】　安胃敛肺，生津止渴。

◎ 鲜奶玉露

【材料】　牛奶 1000 毫升，炸胡桃仁 40 克，生胡桃仁 20 克，粳米 50 克。

【做法】　将粳米淘净，用水浸泡 1 小时后捞起沥干水分，将上述材料放在一起搅拌均匀，用小石磨磨细，再用细筛滤出细蓉待用。锅内加水煮沸后将牛奶胡桃粳米蓉慢慢倒入锅内，边倒边搅拌，稍沸即成。

【用法】　早、晚服食，连服 3 ～ 4 周。

【功效】 补脾益肾，温阳滋阴。

◎ 洋参生麦止渴茶

【材料】 西洋参2克，生地黄20克，麦冬15克。

【做法】 将西洋参洗净，晒干或者烘干后研成极细粉，备用。将生地黄、麦冬洗净，晒干或烘干后共研成细末，再同西洋参细末充分混合均匀，一分为二，装入棉纸袋中，挂线封口，备用。

【用法】 冲茶饮，每次1袋，每日2次，放入杯中用沸水冲泡，加盖闷15分钟后即可频频饮用。通常每袋可连续冲泡3～5次，当日饮完。

【功效】 生津止渴，益气养阴，降血糖。

◎ 洋参花粉消渴茶

【材料】 西洋参2克，天花粉10克，黄芪20克，五味子10克。

【做法】 将西洋参洗净，晒干或者烘干后研成极细粉，备用。将黄芪、天花粉、五味子洗净后晒干或烘干，共研成细末后与西洋参细末充分混合均匀，一分为二，放于棉纸袋中，挂线封口，备用。

【用法】 冲茶饮，每次1袋，每日2次，放入杯中用沸水冲泡，加盖闷15分钟后即可频频饮用。通常每袋可连续冲泡3～5次，当日饮完。

【功效】 止渴降糖，益气生津。

◎ 玉竹乌梅茶

【材料】 玉竹9克，石斛9克，麦冬9克，北沙参9克，乌梅5枚。

【做法】 将上述材料中加水适量，煎煮大约30分钟即可。

【用法】 每日1份，分3次代茶饮用。

【功效】 生津止渴，养阴润燥。

◎ 知母花粉五味茶

【材料】 知母10克，天花粉10克，五味子5克，黄芪20克。

【做法】 将知母、天花粉、五味子以及黄芪分别洗净，晒干或者烘干后共研成粗末，装入棉纸袋中（每袋 22.5 克），挂线封口，备用。

【用法】 冲茶饮，每次 1 袋，每日 2 次，放入茶杯中用沸水冲泡后加盖闷 15 分钟即可，代茶频频饮用。通常可连续冲泡 3 ～ 5 次，当日饮完。

【功效】 养阴除烦，生津止渴，降血糖。

第四章

··········

调养 糖尿病的运动

华盖

中脘

梁门

气海
关元

中极

饮食调养和运动调养是糖尿病调养的两大基石，只有两大基石牢固了，药物才能发挥最大的效果。而且，许多病情较轻的患者，通过饮食和适度的运动可以使病情得到有效地控制。

运动调养就是运用体育运动的各种形式来预防和调养糖尿病。运动调养简便易行，不受场地、时间的限制，可随时进行，而且没有副作用。它的显著特征是能够调动人体自身的积极因素来消除或减轻病理状态，以恢复或促进人体的正常功能。但是，运动调养主要适用于病情稳定、体质较好的糖尿病患者；对于伴有严重心、肾功能障碍的糖尿病患者应当慎用或不用。

1型糖尿病患者通过运动可使血糖稳定地下降，并能提高胰岛素的敏感性。2型糖尿病患者通过运动可使自身的胰岛素功能更好地发挥作用，因而可以减少降糖药的用量。运动调养在糖尿病患者康复中的作用主要体现在以下几个方面。

◎ 增强体质

适当的、有规律的以及持久的运动可增强机体的运动能力及体力，增强身体对内、外环境的适应能力，使体格健壮，抵抗力增强。

◎ 降低血糖、血脂和血液黏稠度

适当强度及时间的运动能够使肌肉组织和其他组织对胰岛素的敏感性增加，减轻糖尿病患者器官及组织对胰岛素的抵抗，增加糖的利用率，改善糖代谢，使血糖水平下降。在长期有规律的运动后，血糖浓度均趋于下降，糖化血红蛋白水平也可降低，并且因为胰岛素的敏感性增强，高胰岛素型的2型糖尿病患者其基础和餐后的胰岛素浓度也可较之前有所下降。此外，运动锻炼可增加糖尿病患者对血脂的利用，增强组织细胞对胰岛素的敏感性，从而有效地降低血脂和血液黏稠度。有些轻型糖尿病患者通过饮食控制和运动调养，可使糖尿病病情得到良好控制。

◎ 增强人体对胰岛素的敏感性

运动可通过消耗能量等多种途径使脂肪减少、体重减轻，使胰岛素与受体的亲和力增强，从而提高胰岛素受体对胰岛素的敏感性。

◎ 增强心、肺功能

长期有规律的运动可以使全身代谢旺盛，肺的通气、换气功能增加，肺活量也增加，肺泡与毛细血管接触面积加大；同时，血液循环加速可改善心脏和血管舒缩功能，加强心肌收缩力及冠状动脉供血量，心搏出量也会增加。对于伴有高血压病的糖尿病患者来说，运动调养可使高血压得到改善，有利于对血压的控制。

◎ 改善神经功能及精神状态

长期有规律的，特别是能使精神轻松愉快的运动，可解除精神紧张，减轻大脑的负担，减轻焦虑，稳定情绪，增强自信心，改善及平衡神经系统的功能。此外，由于适当运动可使全身代谢增加，血流加速，大脑内血液循环改善，脑细胞功能提高，因此糖尿病患者的记忆力也得以提高。

◎ 预防慢性并发症的发生发展

合理的运动强度及持久而有规律的运动可增强心、肺功能，增加体力，改善糖、脂代谢，控制体重，改善心血管功能，改善神经系统功能，从而使高血压、高血糖、高血脂、肥胖、动脉硬化等症都得到改善，有利于防止糖尿病的大血管病变和微血管病变（眼底病变、肾病病变、心肌病变以及神经病变等）的发生和发展。

第二节　运动调养的适宜人群与禁忌人群

◎ 适宜人群

（1）运动调养适合于 2 型糖尿病患者，特别是肥胖的患者。此类患者采取适当的运动，可消耗体力和热能，从而抑制热能转化为脂肪。

（2）运动调养适合于胰岛素治疗且病情较为稳定的 1 型糖尿病患者。适当的运动有助于提高此类患者的生活质量。

（3）运动调养适合于有动脉硬化、高血压以及冠心病等并发症但不严重的糖尿病患者，运动有助于此类患者控制并发症的发展。

（4）空腹血糖通常在 11.0 ～ 16.7 毫摩尔 / 升以下的糖尿病患者可以采取适当的体育锻炼。

◎ 禁忌人群

（1）血糖控制不佳、不稳定型糖尿病患者，尤其是空腹血糖水平大于 16.7 毫摩尔 / 升的 1 型糖尿病患者更不宜采取运动调养的方式。由于运动会降低血糖，在胰岛素作用的高峰时刻，如上午 11 点，很容易造成患者低血糖而致昏迷。

（2）胰岛素严重缺乏的 1 型糖尿病患者。此类患者不宜参加体育运动，因为运动会使其肝糖原输出增多，但由于胰岛素缺乏，肌肉对葡萄糖的利用不能相应增加，会造成血糖增高，使病情加重，严重的还会出现酮症酸中毒。

（3）合并Ⅳ期以上视网膜病变及眼底有活动性出血的患者。运动时容易使其血压升高，诱发眼底再次出血，严重的大出血会导致失明。

（4）合并较重的糖尿病肾病、肾功能不全以及大量尿蛋白患者。运动会使此类患者血压升高，增加其尿蛋白排出，使肾病更加严重。

（5）合并严重高血压、缺血性心脏病以及近期有心绞痛的糖尿病患者。运动会加重其心脏负担、诱发心绞痛，严重的可能会造成心肌梗死。

（6）有严重感染、发热以及活动性肺结核的糖尿病患者。

（7）注射胰岛素后未进食者以及口服降糖药之后经常出现低血糖的糖尿病患者，不宜参加体育运动，特别在胰岛素作用最强的时候，很容易出现低血糖。

（8）有严重的糖尿病神经病变、下肢感觉缺失以及足部溃疡（坏疽）者，不宜参加体育运动。

（9）伴有急性感染及酮症酸中毒等急性并发症的糖尿病患者。

（10）呕吐、妊娠、腹泻及有低糖倾向的糖尿病患者。

（11）老年糖尿病合并老年痴呆症患者不宜单独做户外体育锻炼。

第三节　运动调养的原则

◎ 准备活动必不可少

采用运动调养的糖尿病患者在进行体育运动前，首先要做的一件事便是做准备活动。必须先做 15 分钟左右的热身运动，使全身肌肉活动起来，避免运动时肌肉拉伤。例如，在跑步或快走前可以先做一些伸腰、踢腿动作，再慢走 10 分钟，使身体活动起来，心率达到运动要求的频率。还要注意的是，在运动快结束时不要骤然停止，也要做一些整理运动，最好是做 10 分钟左右的恢复运动。如慢跑半个小时后，可以逐渐变为快走、慢走、逐渐放慢脚步，然后伸伸腰、压压腿、再坐下休息。突然开始运动或骤然结束运动都容易导致事故的发生。

◎ 循序渐进量力而行

糖尿病患者在进行体育锻炼时应遵守循序渐进的原则，运动量要由小到大，运动时间要由短到长，动作要由易到难，这样才可以保证机体逐步适应。在开始时，可以先保持小量运动 5 ～ 10 分钟，然后再逐渐加量，持续 20 ～ 30 分钟，一般在 1 ～ 2 个月内逐渐将运动时间从 5 ～ 10 分钟延长到 20 ～ 30 分钟。此外，运动也要保持适度，不要片面追求运动的时间和强度，否则可能会适得其反。如果遇到身体不适或天气不好的情况，可以暂停运动或移到室内进行，运动要量力而行，以舒适为度。

◎ 坚持锻炼持之以恒

糖尿病患者在身体不适或天气不好时可灵活地选择休息或进行其他活动，但这并不意味着在采用运动调养时可以随时中断。运动调养要想取得一定的效果，必须遵守长期坚持、持之以恒的原则，决不能三天打鱼、两天晒网。只有坚持锻炼才能达到降糖、降脂、降血压、降低血液黏度等的效果，达到调养糖尿病的目的。

◎ 配合治疗效果更好

长期坚持运动调养能起到治疗糖尿病的功效，但也不能过分依赖运动调养，它并不是万能的，必须与饮食或药物调养等有机结合，才能起到相应的效果。比如，糖尿病患者在进行体育运动后，血糖有所下降，就以为达到治疗的效果了，而放松了饮食控制，随意增加食量，或者随意减少药物用量甚至停药，这样会导致运动调养前功尽弃，病情也可能进一步恶化。

♥ 爱心小贴士

糖尿病肾病患者锻炼时应掌握哪些原则？

因糖尿病肾病患者血管扩张能力减低，运动时肾血流量减少，毛细血管对蛋白质的通透性增加，尿蛋白增多，使患者对运动的耐受力减低，故一般不宜参加剧烈活动。病情较轻的糖尿病肾病患者需要运动时，最大心率应限制在正常人最大心率的80%～85%，血压不要超过200/105mmHg；活动方式以轻体力活动为主，如散步、广播操、气功等。有肾功能衰竭者禁止运动，应卧床休息。

第四节　运动时间与运动强度的选择

◎ 通过进食来选择运动时间

一般来讲，糖尿病患者在每次进食后半小时到一小时之间，血糖会升到最高点，然后才缓慢下降，直到下一次进食再回升。因此，进行运动的最佳时间便是进食后半小时到一小时之间，因为在这段时间内运动，可以快速消耗糖质，维持血糖的稳定。反之，糖尿病患者在空腹时不宜做运动，因为空腹时体内的葡萄糖几乎全都消耗，而运动会加速血糖下降，可能造成低血糖。另外，在胰岛素作用最强的时候也不宜做运动，如上午 11 点，此时也容易引起低血糖。

◎ 通过血糖变化来决定运动时间

糖尿病患者需要时刻监测血糖值。当血糖在 3.89 毫摩尔／升以下，应停止运动，吃 15 克碳水化合物，等 20 分钟再量一次；如果在 4.44 毫摩尔／升以下，再吃 15 克碳水化合物，等 20 分钟再量一次；若血糖在 4.44～6.67 毫摩尔／升，可以开始缓慢运动，运动中如果需要，还可补充一些碳水化合物。若血糖在 3.89～5.56 毫摩尔／升，吃 15 克碳水化合物后可继续运动，在运动中如果需要可再补充一些碳水化合物；若血糖在 4.44～5.56 毫摩尔／升，可继续运动，在运动中如果需要可补充一些碳水化合物；若血糖超过 5.56 毫摩尔／升，可继续运动，在运动中如果需要可补充一些碳水化合物；若血糖超过 13.89 毫摩尔／升，应停止运动直到血糖恢复稳定。（注：15 克碳水化合物相当于一个小苹果或小桃子，一小袋水煮马铃薯条，一片饼干，一杯不含酒精的饮料。）

糖尿病患者在进行运动时，除了要注意时间上的选择，还要注意运动强度和运动频率的选择，因为运动的强度与频率直接影响到运动调养的效果。运动强度过低，对血糖影响较小；强度过高，容易引起低糖反应。因此，糖尿病患者应该以中等强度的运动为宜，这样才会对降血糖和尿糖有明显作用。运动频率因人而异，但有一个要求就是要持之以恒，最好是每天都能进行，如果做不到每天坚持，则每个星期至少坚持 3 天或者隔一天进行一次。糖尿病患者衡量自己适合何种强度的运动有两个标准，一方面是生理的承受能力，另一方面则是心理的承受能力。

◎ 心率测量法

心率测量法是一种比较简单但实用的用来衡量自己适合什么运动强度的方法。糖尿病患者在运动前需佩戴一个有秒针的手表或秒表，在运动进行中，每 5 ~ 10 分钟测量一次脉搏数，然后将脉搏数进行以下计算：

最大心率 =220− 年龄

储备心率 = 最大心率 − 休息时的心率

目标心率 = 储备心率 × 各型运动百分比 + 休息时心率

这三个数值中，储备心率代表长时间内可维持的心跳数，目标心率代表理想运动时的心跳数。举例说明，假设王先生的年龄是 50 岁，休息时的心率是 65。那我们就可以算出他的最大心率为 170，储备心率为 105。如果王先生想进行轻量级的运动，那他就应该把自己的心率控制在一分钟 96.5 次（目标心率 =105×30%+65=96.5）。其他运动强度的心率值依照公式计算即可得出。

在临床工作中，为了方便常按年龄计算出靶心率（靶心率最简单的计算公式为：靶心率 =170− 年龄），如果运动中的心率接近靶心率，说明运动强度适度，如果运动中的心率明显快于靶心率，应当减小运动强度，反之可适当加大运动强度。

◎ 自觉运动强度测量法

判断运动量是否适度，除了测量心率外，还应该根据患者运动后的反应综合判定，即采用自觉运动强度测量法进行评判。在糖尿病患者运动后，请患者按照自己所感觉的难度对运动强度打分，分值以 0 ~ 10 表示，0 表示一点感觉都没有，随着数字越大，表示感觉运动强度越难。具体标准见表 4-1。

表 4-1 运动强度等级评分标准

运动强度评分	对此项运动的感觉
0	一点感觉都没有
0.5	非常非常轻松
1	非常轻松
2	轻松
3	知足
4	有点吃力
5	吃力
6	
7	很吃力
8	
9	
10	相当吃力

一般最适合糖尿病患者的运动强度范围应在 2 ~ 5 之间，超过此范围，可能会使患者在运动过后感到精神不振、疲乏无力、心率加快，应该重新调整运动强度。

❤ 爱心小贴士

如何正确安排运动的持续时间和间隔时间？

　　如果是在很长时间内极少运动或根本不运动后开始锻炼，那么每次宜坚持锻炼5分钟，每天锻炼多次，累计时间至少为30分钟。例如，每天可以快走或跑楼梯三次，每次10分钟，也可以每天进行两次，每次15分钟。

　　每天锻炼不足15分钟不太可能改善患者的健康情况，应将每次连续的有氧运动时间逐渐增加至20～60分钟，每周锻炼3～5次。20～60分钟这一有氧运动的持续时间并不包括锻炼前的热身活动和锻炼后的恢复活动的时间。

　　热身活动可以缓慢加快心率，增加肌肉产热，预防损伤。恢复活动可以缓慢降低心率，减慢呼吸。每次锻炼前应进行5～10分钟的热身活动，锻炼后应进行5～10分钟的恢复活动，在进行热身活动或恢复活动时，患者可以轻柔地舒展四肢、散步或慢骑车。

第五节　常用的运动方法

一、步行锻炼法

　　步行是一种疗效确切、简便易行的运动锻炼方法。步行应选择在空气清新、环境幽静的花园、公园、林荫道上进行，患者步行时应全身放松，身体重心落在脚掌前部。步行运动量的大小因人而异，一般由步行速度及步行时间所决定。

　　根据步行的速度可测算热能的消耗量，一般在慢速步行时，每分钟的热能消耗量为53千焦（12.6千卡），每小时大约消耗8372千卡的热能。如果不增加进食总量，每日步行1小时，坚持3个星期，就可以减轻体重0.5千克。

◎ 普通散步法

用慢速（60～70步/分钟）或者中速（80～90步/分钟）散步，每次30～60分钟，可用于一般的保健。

◎ 快速步行法

每小时步行5000～7000米，每次锻炼30～60分钟，用于普通中老年人增强心力及减轻体重的运动，最高心率应控制在120次/分钟以下。

◎ 定量步行法（又称医疗步行）

在30°斜坡的路上散步100米，以后渐增加至在50°斜坡的路上散步2000米，或者沿30°～50°斜坡的路上散步15分钟，接着在平地上散步15分钟。该法适用于糖尿病、心血管系统慢性病以及肥胖症的患者。

◎ 摆臂散步法

步行时两臂用力向前后摆动，可增进肩部及胸廓的活动，适用于呼吸系统慢性病的患者。

◎ 摩腹散步法

一边散步，一边按摩腹部，适用于预防和调养消化不良及胃肠道慢性疾病的患者。

◎ 细雨中散步法

在细雨中散步要比在晴天时散步更有益。雨水不仅可以净化被污染的空气，而且雨前阳光中和细雨初降时产生的大量负离子还具有安神舒气、降低血压的功能。在细雨中散步还有助于消除阴雨天气造成的人体郁闷情绪，使人感到轻松愉快。毛毛细雨犹如天然的冷水浴，可对颜面、头皮、肌肤进行按摩，使人神清气爽、愁烦俱除。

二、慢跑锻炼法

慢跑是一种中等强度的锻炼方法，它的运动强度大于步行，适合于有一定锻炼基础、年纪较轻、身体条件较好的糖尿病患者。其优点是不需要任何运动器械、不受时间地点的限制，并且运动效果明显。但对于缺乏锻炼基础的糖尿病患者而言，则宜先进行步行锻炼，然后过渡到走跑交替（间歇跑），使机体有个适应过程，最后再进行慢跑锻炼。慢跑时要求两臂摆动，与呼吸节律相配合，全脚掌着地，轻松自然。

◎ 跑步与健身

慢跑锻炼法对糖尿病患者有以下几方面作用：

（1）锻炼心脏，保护心脏　坚持跑步可以增加机体的摄氧量，增强心肌舒缩力，增加冠状动脉血流量，防止冠状动脉硬化。

（2）活血化瘀，改善循环　跑步时下肢肌群会交替收缩放松，有力地驱使静脉血回流，可以减少下肢静脉和盆腔瘀血，预防静脉内血栓形成。大运动量的跑步锻炼，还能提高血液纤维蛋白溶解酶活性，防止血栓形成。

（3）促进代谢，控制体重　控制体重是保持健康的一条重要原则，因为跑步能促进新陈代谢，消耗大量血糖，减少脂肪存积，故坚持跑步是预防及调养糖尿病和肥胖病的一个有效"药方"。

（4）改善脂质代谢，预防动脉硬化　血清胆固醇脂质含量过高者经跑步锻炼后，可使血脂下降，从而有助于预防及调养血管硬化和冠心病。

（5）增强体质，延年益寿　生命在于运动，人越是锻炼，身体对外界的适应能力就越强，从而可以增强体质。

◎ 慢跑健身法

慢跑健身法应该严格掌握运动量。决定运动量的因素有间歇时间、距离、速度、每天练习次数以及每周练习天数等。刚开始练习跑步的体弱者可以进行短距离慢跑，从 50 米开始，逐渐增至 100 米、150 米、

200米。速度一般以跑100米用30～40秒为宜。

（1）慢速长跑　为一种典型的健身跑，距离从1000米开始。适应后可每周或每2周增加1000米，通常可增至3000～6000米，速度可掌握在6～8分钟跑1000米。

（2）跑行锻炼　即跑30秒、步行60秒，以使心脏负担减轻，这样反复跑行20～30次，总时间为30～45分钟。这种跑行锻炼适用于心肺功能比较差者。

（3）跑的时间和次数　慢跑的运动量以每天跑20～30分钟为宜，但必须长期坚持方能有效。慢跑运动可分为原地跑、自由跑和定量跑等。原地跑即原地不动地进行慢跑，开始每次可跑50～100步，循序渐进，逐渐增多，持续4～6个月之后，每次可增加至500～800步。自由跑是根据自己的情况随时改变跑的速度，不限距离和时间。定量跑有时间和距离的限制，即在一定时间内跑完一定的距离，从少到多，逐步增加。

跑步时脚步最好能够配合呼吸，可先向前跑两三步吸气，再跑两三步后呼气。跑步时，两臂以前后并稍向外摆动为比较舒适的姿态，上半身应稍向前倾，要尽量放松全身肌肉，通常以脚掌着地为好。

三、游泳锻炼法

游泳是一种集阳光浴、空气浴、冷水浴为一体的水中运动项目。游泳对身体的各个部位均可起到锻炼的作用，它对疾病的预防与调养是综合性、全身性的。游泳可增强人体神经系统的功能，改善血液循环，增强体质，对多种慢性疾病有一定的预防与调养作用。另外，游泳还可以陶冶情操、磨炼意志、树立战胜疾病的信心，有利于患者的康复。

进行游泳锻炼时，要注意量力而行、适可而止，选择合适的运动量。

◎ **游泳锻炼的价值**

（1）游泳是在良好的自然环境中进行的体育运动项目，从而集中了阳光浴、空气浴和冷水浴对人体的所有功效。

（2）游泳锻炼是一种全身性地锻炼，因而它对疾病的预防与调养也是综合性、全身性的。

（3）游泳锻炼能增强人体各器官、系统的功能，慢性患者通过游泳锻炼可增强发育不健全的器官、系统的功能，使已衰弱的器官、系统的功能得到恢复和增强，从而使疾病得到有效控制。

（4）游泳锻炼既可陶冶情操、磨炼意志，培养人同大自然搏斗的拼搏精神，又能使患者建立起战胜疾病的信心，克服对疾病的畏惧、烦恼的消极心理，因而十分有利于健康的恢复和疾病的治疗。

◎ 适合游泳的糖尿病患者

游泳适用于大多数糖尿病患者，一般认为，2 型糖尿病肥胖者和血糖在 11.1 ～ 16.7 毫摩尔／升（200 ～ 300 毫克／分升）以下者，以及 1 型糖尿病稳定期患者均适宜游泳锻炼。

◎ 游泳时间

糖尿病患者最好在餐后半小时或 1 小时后再游泳，不可空腹或睡前游泳。

◎ 游泳运动量的掌握

游泳锻炼同其他体育锻炼项目一样，只有科学地掌握运动量，才能使每次锻炼既达到目的，又不会使身体产生不良反应。

掌握游泳锻炼运动量的方法有多种，但对于普通游泳爱好者来说，最为简便的方法是依据游泳者脉搏变化的情况衡量运动量的大小。

正常人处于安静时的脉搏频率为每分钟 60 ～ 80 次。经常参加游泳锻炼的人，在安静时的脉搏频率较为缓慢，为每分钟 50 ～ 60 次。而对于普通的游泳爱好者来说，每次游泳后的脉搏频率如果达到每分钟 120 ～ 140 次，此时的运动量为大运动量；脉搏频为每分钟 90 ～ 110 次，则为中运动量；每分钟脉搏增加的次数如果在 10 次以内，则为小运动量。

在选择游泳锻炼的运动量时，要因人而异，量力而行。普通的游泳爱好者，即便是年轻力壮者，每周大运动量的锻炼也不应大于 2 次；而中年人则以中等的运动量为宜，不要或少进行运动量过大的游泳锻炼；而老年人最适宜中等偏小的运动量的游泳锻炼。

♥ 爱心小贴士

糖尿病患者游泳锻炼时有哪些注意事项？

（1）双脚出现皮肤损伤、溃烂的糖尿病患者不宜游泳，以免造成感染。

（2）游泳时应随身携带糖尿病卡及饼干、糖果等含糖食物，以备发生低血糖时能马上得到救治。

（3）游泳的时间最好选在餐后半小时或1小时之后，不可空腹及睡前游泳。空腹游泳容易导致低血糖。饭后立即下水游泳，容易出现呕吐、胃痉挛或腹痛等不适。

（4）入水前要做好准备活动，可以做广播体操或各种拉伸肌肉和韧带的动作，做好准备运动后再下水游泳，能防止头晕、恶心、抽筋或拉伤肌肉。

（5）游泳后应立即擦干皮肤表面的水，穿好衣服，以免受凉，同时可简单活动四肢，以助于消除疲劳。

四、登山锻炼法

◎ 登山的好处

（1）登山可增强身体素质，进而使免疫能力提高，减轻或避免并发症的发生。

（2）登山可促进身体组织对糖的利用，尤其是骨骼、肌肉对葡萄糖的摄取利用能力，恢复细胞对糖的吸收，使血糖及血脂水平下降。

（3）登山运动能够明显地提高腰、腿部的力量以及身体的协调平衡能力等身体素质，加强心、肺功能，增强抗病能力。

（4）在有一定锻炼基础的条件下，可适当加长运动时间、增加上爬高度，这样能够消耗更多的热量。长期练习可减脂，促使身体恢复正常。在登山过程中，腿部肌群能够参与较规律的运动并且承受一定的负荷，可以促进血液循环，使更多的毛细血管张开，加强氧交换，增强新陈代谢，使人体对胰岛素的敏感程度增强，有利于更好地控制血糖水平。

◎ 登山注意事项

登山对糖尿病患者的康复有促进作用，但是也要注意一些问题。

（1）要注意循序渐进，切不可突然加大运动量和运动强度。

（2）要适可而止，不要过度疲劳。

（3）最好在登山前少吃一些食物或在饭后1小时再开始登山，以防止低血糖。微血管病变者、大动脉硬化病变者、血糖波动太大不稳定者、身体较虚弱且并发症较重者，以及胰岛素药物正发挥作用时的患者，应在医生指导下进行轻微的运动。

五、其他锻炼法

◎ 晨起牵拉运动

增加肌肉及关节柔韧性的最佳方式之一就是坚持每天牵拉。每天早晨略微牵拉一下就可以缓解肌肉的紧张。每天早晨醒后，糖尿病患者不宜一下子就起床，可以在床上再休息几分钟，然后做一做牵拉运动，既运动了身体，又能使精力充沛，保持一天好心情。

（1）腿部牵拉运动

第一组动作

① 仰卧，弯曲双下肢，脚部着床，抬起一条腿。

② 用双手抓住小腿，继续抬高下肢，尽量拉直、松开、再拉直、再松开。

③ 另一条腿重复此动作。

第二组动作

① 脸朝上平躺，单脚往上抬 10 厘米，保持 30 秒。

② 换脚，做同样的动作。

（2）背部及臀部牵拉运动

第一组动作

① 一条腿伸直坐于床上，弯曲另一条腿，使弯曲的大腿跨过伸直的大腿，使足部着床紧贴直腿的膝部，深呼吸。

② 缓慢向直腿方向弯曲躯干，不断地转动头部向身后看，保持肩部松弛，颈部水平，通过将肘部紧靠在弯曲一侧大腿膝部的内侧面，拉直身体。

③ 缓慢松开，将双腿放于床上休息一下。

④ 重复牵拉另一侧。

第二组动作

① 俯卧于床上，慢慢地抬起右手和左脚，再慢慢地放下。

② 另一边身体也做同样的动作。

（3）腹肌牵拉运动

第一组动作

仰卧，膝盖弯曲，两手向前伸直，使上身扬起，眼睛看肚脐部位。

第二组动作

① 脸朝上平躺，以臀部、腰部、背部的顺序依次上抬。

② 以相反的顺序放平。

（4）背部下端牵拉运动

① 仰卧，抱双膝于胸前，用上肢紧抱膝部。

② 在将膝关节抱向胸部时，用力将背部下端紧贴床面。

③ 松开上肢，放下双腿。

◎ 太极拳

研究证实，太极拳可以通过改善心肺功能，起到增强免疫力的作用，这种锻炼方式还可以通过增强葡萄糖的代谢速度，来降低糖尿病患者的血糖水平。陈氏太极拳具有炼精化气、充实肾精的功效，其十大要领如下：

（1）虚领顶劲　指练习太极拳时，要始终保持头容端正，百会穴轻轻向上领起。

（2）含胸塌腰　指在开胯屈膝的同时，胸脯向内微微含住，心气下降，两肋微束，腰劲自然下塌。

（3）松腰养气　指腰部放松，以养炼体内之浩然正气。

（4）分清虚实　指主手为实辅手为虚，重心腿为实辅腿为虚。

（5）沉肩坠肘　指在松胯屈膝、含胸塌腰束肋的同时，将两肩松开下沉，两肘随之下塌，周身骨节放松。

（6）以意行气　指气受意的指挥在体内运行，一举一动均要以用意为用力。

（7）上下相随　指起于脚跟、行于腿、主宰于腰、达于四指，周身必须上下相随，一气贯通。

（8）内外相合　指外形动作与内气运动互相一致，密切配合。

（9）招式相连　指打一整趟太极拳不仅一动全动，周身相随，而且招式之间不丢不顶，圆转自如，一气呵成。

（10）动中求静　指必须在绝对的、永久的动之中求得相对的、暂时的静，并于短暂的体形静态之中继续完成意念运动。

◎ 踢毽子

踢毽子运动量不大，但能使全身得到活动，不仅能使下肢的关节、肌肉、韧带得到很大的锻炼，同时也能充分活动腰部，还能带动全身血液循环，这对血糖的调节起着非常重要的作用。更值得一提的是，踢毽子不仅是一项运动，还充满趣味性，能愉悦人的心情。

（1）伸直支撑腿　踢毽子的方法很多，如盘踢、跳踢等，无论采取何种踢法，都要将支撑腿伸直，并将身体重心移至支撑腿。同时，眼随毽动，注意动作的节奏，正确判断毽子的方位、落点和下落速度，做好继续踢毽子的准备。

（2）合理安排运动时间　踢毽时间过短达不到降低血糖的目的，但是不宜操之过急。一般来说，刚开始锻炼时可从 5 ～ 10 分钟开始，在 1 ～ 2 个月内将运动时间延长到 20 ～ 30 分钟。

（3）注意事项

① 不要在饭前踢毽子，应该尽量在饭后半个小时之后开始。

② 要在平地上进行，不平的地面会使人的重心不稳，容易摔伤和造成腰扭伤。

③ 踢毽子前先做 15 分钟的热身，以免运动中出现肌肉拉伤。

④ 每次锻炼结束时，应做 10 分钟的恢复运动，不要突然停止。

⑤ 如果身体感到不适，应立即停止运动。

⑥ 有严重并发症者，不宜踢毽子。

◎ 保健操

（1）扩胸运动　两臂置胸前屈肘，并且向下；两臂经前向后摆动，还原至立正姿势。如此算一次，共做 8 次。

（2）振臂运动　左臂上举，与此同时右臂向后摆动；左臂经前向下、向后摆动，同时右臂经前向上举。如此上下振臂 16 ～ 20 次。

（3）踢腿运动　两手叉腰；左脚前踢，同上体约成 90°，左腿还原；右腿前踢，同上体约成 90°，右腿还原。左右腿交替踢腿 16 ～ 20 次。

（4）体侧运动　左脚侧出一步，以脚尖点地，同时两臂侧举；左臂弯曲至背后，前臂贴于腰际；与此同时右臂上举，身体向左侧屈 2 次，还原。出右脚，换相反方向做，动作相同。共做 8 次。

（5）腹背运动　两臂经体前上举，掌心向前，抬头，体后屈；体前屈，手指应尽量触地；上体伸直，屈膝半蹲，与此同时两臂前举，掌心向下，腿伸直，两臂还原。连续做 16 ～ 20 次。

（6）原地跳跃　两脚跳成开立，同时两臂侧面举；两脚跳成并立，与此同时两手叉腰。连续跳 20 ～ 30 次。

（7）原地踏步　两臂自然放松，随着踏步做前后摆动。连续踏步
30 次左右。

如何根据血糖水平选择正确的运动方式和种类？

临床上根据血糖（BS）水平高低将糖尿病分为轻、中、重三型，不同类型的糖尿病患者对运动的反应不同，选择运动量也不同。

（1）轻度（BS＜11.1毫摩尔/升）　正常体重型患者胰岛素水平常低于基础水平者，运动时胰岛素分泌减少，肝糖原分解输出增多，肌肉利用糖增多，有利于降脂、降糖，增强体质。可选择中度运动量的运动，如散步、骑自行车、跳舞、球类、划船等。

（2）中度（11.1毫摩尔/升≤BS≤16.6毫摩尔/升）　偏胖型患者经运动后胰岛素受体增加，由对胰岛素不敏感转为敏感，且可降糖、降脂，有利于减肥。可选择中、重度运动量的运动，如快步、跳舞、游泳、滑雪等。

（3）重度（BS＞16.6毫摩尔/升）　偏瘦型患者胰岛素严重缺乏，运动时肝糖原分解输出增加，而肌肉摄取和利用较差，于是血糖升高，加重病情。另外由于运动使升糖激素（儿茶酚胺、皮质醇、生长激素、胰高血糖素）增加，促使游离脂肪酸增多，若供氧缺乏，酮体生成增加、乳酸生成增加而利用不足，可引起酮症酸中毒并乳酸性酸中毒。因此，此类患者运动前可注射少量胰岛素，并选择轻度运动量的运动，如散步、气功等。

第六节　运动调养的注意事项

◎ 运动前的注意事项

糖尿病患者运动前最好对自己的健康情况有一个全面的了解，以

决定是否适宜进行体育锻炼，从事什么运动项目合适，多大的运动量为宜等。需要了解的健康情况包括心肺功能、肝肾功能、血压高低及血糖控制情况，以及糖尿病慢性合并症的情况，有急性合并症者绝对不能运动。同时，还应准备好合脚、轻便、防滑、透气功能好的鞋袜；选择好运动的场地，最好是多数人参加的群体运动场地；备好急救卡（包括姓名、电话、住址，并注明"我是 2 型糖尿病患者，当我软弱无力时请帮助将糖块放入我口中；如我已不省人事，请立即送往附近医院"的字样）。

◎ 运动中的注意事项

（1）先做热身运动 15 分钟。

（2）运动过程中应注意心率的变化。运动中的心率以 170 减去患者年龄为宜，开始持续时间以 5 ～ 10 分钟为宜，以后若患者自我感觉良好再逐渐增加，一般中等强度的运动以 20 ～ 30 分钟为宜。

（3）若出现乏力、头晕、心慌、胸闷、憋气、出虚汗、胸痛等不适，应立即停止运动。

（4）运动中要注意饮一些白开水，以补充水分。

（5）运动即将结束时，再做 10 分钟左右的恢复整理活动。

（6）防止意外伤害。

◎ 其他注意事项

（1）注意防护　最好与其他人一起运动，并告知糖尿病病情，若出现意外可及时给予相应处理。选择空气新鲜、路面平整的场地进行锻炼，运动时应穿着舒适的鞋袜，每次运动后应检查足部是否有破损。

（2）运动时间　在餐后 30 分钟到 1 小时进行运动，因为此时血糖较高，不易发生低血糖。应尽量避免在胰岛素、口服降糖药作用最强时进行运动，如短效胰岛素注射后 30 分钟到 1 小时应减少运动量。应尽量避免在大腿等运动时需要活动的部位注射胰岛素，可以选择腹部注射。

（3）运动强度　每周至少运动 4 次以上，每次 30 分钟至 60 分钟。以轻、中度的有氧运动为宜，运动后稍微出汗为好。一般情况下，以运动时的心率达最大安全运动心率的 60% ~ 70% 为宜，开始阶段不超过 50%，若情况良好可逐渐增加运动强度，以身体能耐受、无不良反应为准。（最大安全运动心率 = 220 - 年龄）。

（4）运动低血糖的救治　随身携带糖果，低血糖发生时立即服下。低血糖的症状早期可能有饥饿感、心慌出汗、头晕、四肢无力或颤抖，此时应立即停止运动，原地服糖果休息 10 分钟后可缓解，若不能缓解应立即去医院治疗。凡进行持续时间较长、中等量以上的运动时，应在运动前或运动中适当加餐。

对于大多数糖尿病患者来说，应在专科医生的指导之下进行运动锻炼，应根据患者的身体条件，如年龄、性别、病情以及全身情况等，来决定运动方式、强度、时间。

♥ 爱心小贴士

糖尿病眼病患者运动时应注意什么？

糖尿病患者最常见的眼疾有白内障、青光眼及糖尿病性视网膜病变，这些眼疾都会不同程度地损害患者的视力，影响患者的生活，因此运动时更应格外小心，需注意以下几个方面。

（1）切忌剧烈运动　因为剧烈运动可使血压升高，眼压也随之上升，增加玻璃体、视网膜出血的危险性。

（2）避免力量型静态运动　避免举重、俯卧撑、仰卧起坐等力量型静态运动。因为运动时胸腹部肌肉持续收缩，静脉回流受阻，有致眼静脉压上升，出现眼压突然增高的危险。

（3）选择运动场地　运动场地应开阔，避免拥挤，避免对抗性强、节奏迅速的活动，如篮球、乒乓球等，以免频繁碰撞受伤，可选择身体移动相对较小的活动方式，如气功、太极拳、健身操等。

第五章

············

调养 糖尿病的药物

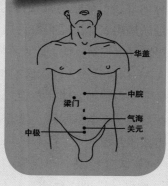

华盖

中脘

梁门

气海

关元

中极

第一节　　药物调养基本知识

一、糖尿病患者是否必须服用降糖药

（1）并不是所有的糖尿病患者都要服用降糖药。糖尿病早期的患者，血糖或尿糖升高，在还没有了解血糖真实水平的情况下，如果盲目地使用降糖药常常不能收到应有的疗效。大多数糖尿病患者在发现病情之前，并没有意识到自己有糖尿病，没有控制饮食，有时甚至还会暴饮暴食；也有的患者是受感染、创伤、手术、精神刺激等应激因素的影响而诱发糖尿病。因此，糖尿病发病初期的血糖并不是患者真实的血糖水平，也不能正确地反映病情的轻重，只有在通过一段时间的饮食调养之后才能看到真实的病情。

（2）不同的患者对降糖药的敏感性不同，有些患者在发病初期如果使用大量的降糖药，可能会造成血糖的迅速下降出现低血糖，甚至是低血糖后反复性地出现高血糖，这很容易混淆病情，不利于治疗。还有一部分较为肥胖的糖尿病患者，能通过饮食调养和体育锻炼减轻体重，改善体内环境，使胰岛素受体的数目增加，提高胰岛素的敏感性。肥胖型糖尿病患者通过减少每天热量的摄入，从而减轻胰岛 β 细胞的负担，可较好地控制血糖，达到不使用降糖药就能降血糖的目的。

（3）初次确诊为糖尿病的患者，无论血糖有多高，只要不伴有酮症、酮症酸中毒等急性并发症，没有感染、创伤、强烈精神刺激等，多数情况是属于 2 型糖尿病，患者可首先控制饮食，经过 2～4 周的治疗后，再按照血糖水平进行下一步的治疗。

（4）饮食控制 2～4 周后，空腹血糖低于 8.33 毫摩尔／升的患者，要继续进行饮食调养，不建议使用降糖药，但要定期检测空腹血糖及餐后 2 小时血糖。空腹血糖在 8.33～9.99 毫摩尔／升的患者，在饮食调养的基础上，要适当配合服用中药降糖制剂。空腹血糖在

9.99 ～ 13.88 毫摩尔 / 升的患者，应开始服用小剂量的口服降糖药。

（5）若糖尿病早期患者伴有急性并发症，如糖尿病酮症、酮症酸中毒、高渗性非酮症性昏迷等应激情况，应当在给予胰岛素治疗的同时补充液体。

（6）一些确诊为糖尿病的患者，血糖只有轻度增高而没有临床症状，这时可单纯采取饮食调养和运动调养的方式，观察 1 ～ 3 个月后，根据血糖的变化决定是否适宜使用降糖药及使用何种降糖药。特别是 2 型糖尿病患者，确诊后首先要进行单纯的饮食调养和运动调养。对于 1 型糖尿病的治疗，要同时进行饮食调养、运动调养、胰岛素治疗。这两种类型的患者在饮食调养和运动调养后，如果仍然没有控制好血糖，要考虑口服降糖药治疗。当然，对那些症状明显、血糖很高的患者，应该及早使用口服降糖药。

需要注意的是，饮食调养一定要持之以恒，不能间断性地无节制饮食，也不能采用饥饿疗法，而应根据患者自身的体型、活动强度来确定热量的摄入。

二、口服降糖药的选择

选择口服降糖药之前，首先要全面了解自己的病情，然后了解各类降糖药的特点，还要结合每位患者的具体情况，如血糖特点、肝肾功能、服药依从性、体型、年龄、经济条件等。

◎ 根据糖尿病的类型选择

一般来说，1 型糖尿病患者要终身使用胰岛素治疗，但如果血糖控制不理想，则可在此基础上加用 α - 葡萄糖苷酶抑制剂或双胍类药物。2 型糖尿病患者通常采用药物治疗，但当患者药物治疗效果不佳、出现急慢性并发症或处于手术、严重感染等应激状态以及妊娠期时，须使用胰岛素进行治疗。另外，2 型糖尿病在病情发展的不同阶段，所使用的药物也有所不同，早期要选择改善胰岛素抵抗或延缓葡萄糖吸收的药物；胰岛素分泌功能开始减退时，须选用胰岛素促泌剂；病情晚期，胰岛功能趋于衰竭，就要采用胰岛素联合治疗。

◎ 根据糖尿病患者的体型选择

男性的标准体重（千克）=［身高（厘米）-80］×70%，女性的标准体重（千克）=［身高（厘米）-70］×60%。如果糖尿病患者的体重超过标准体重的10%就视为偏胖，应该选双胍类药物或 α－葡萄糖苷酶抑制剂，这些药物有减轻患者体重的副作用，而对于肥胖患者来说则正好是变害为利。如果患者的体重小于标准体重的10%，那么就视为偏瘦，应优先使用格列奈类药物或磺脲类药物，因为这些药物不会使患者的体重继续下降。

◎ 根据高血糖的类型选择

如果患者空腹和餐前的血糖不高，以餐后高血糖为主，要首选 α－葡萄糖苷酶抑制剂。如果空腹和餐前的血糖较高，不管餐后的血糖有没有增高，都要考虑使用磺脲类、双胍类或噻唑烷二酮类药物，治疗初期可联合使用两种作用机理不同的口服药物，如磺脲类和双胍类药物联合使用。此外，对于空腹血糖高于13.9毫摩尔／升，随机血糖高于16.7毫摩尔／升的患者，治疗时可使用短期胰岛素强化治疗。

◎ 根据患者有无其他疾病或并发症选择

伴有高血压、高血脂、冠心病等疾病的糖尿病患者，首先应考虑使用双胍类、噻唑烷二酮类和 α－葡萄糖苷酶抑制剂。伴有胃肠道疾病的患者，尽量不要使用 α－葡萄糖苷酶抑制剂和双胍类药物。伴有慢性支气管炎、肺气肿、心力衰竭等缺氧性疾病的患者，要使用双胍类药物。伴有肝病的患者，要慎用噻唑烷二酮类。如果患者有严重的心、肝、肾等疾病或糖尿病并发症，要及时使用胰岛素。

◎ 根据患者的年龄选择

老年糖尿病患者因对低血糖的耐受能力差，故不宜选用长效、强力降糖药要选择服用方便、降糖效果温和、作用时间短的药物。但考虑到老年人的记忆力差，其家人要经常提醒老年糖尿病患者服药。儿童 2 型糖尿病患者能使用的药物仅有二甲双胍。

◎ 根据患者的生活特点选择

如果患者的生活不规律，进餐次数不确定，可以选用速效胰岛素促分泌剂，如诺和龙、唐力等。

总之，糖尿病患者使用的药物要考虑到药物的特性和患者自身的病情，进行个体化用药，同时也要根据各种因素及时调整用药种类和剂量。

三、口服降糖药的服用方法

服用降糖药的效果主要受两个方面因素的影响：一是药效是否得到了最大程度地发挥；二是药物的不良影响是否降到了最低。而如果想把这两方面做到最好，就要重视口服降糖药的服用方法。也就是说，糖尿病患者除了要选对药之外，还要懂得如何服用，服用方法对了才能事半功倍。

口服降糖药的服用方法要根据药物的起效时间、药效高峰时间、半衰期长短，以及剂型等确定。从降糖效力来看，如果药物没有明显的胃肠道刺激作用，绝大多数口服降糖药在餐前服用的效果比较好。因为餐前服用可以给药物留下发挥药效的时间，使患者血药浓度高峰与进餐后的血糖高峰达到同步，对餐后血糖的控制效果更好。下面将分别介绍不同种类的口服降糖药的服用方法。

◎ 磺脲类降糖药

磺脲类降糖药以餐前半小时服用为宜。患者如果服用像格列本脲（优降糖）这样的长效磺脲类药物，服药剂量每天在 5 毫克以下的，可以在早餐前服用 1 次；服药剂量每天 7.5 ～ 15 毫克的，可在早晚餐前分别服用。格列喹酮（糖适平）、格列吡嗪（美吡达）等短效的磺脲类药物，服用剂量逐渐增多后，则需要 3 餐前分别服用。格列齐特（达美康）等中效药物也可早晚餐前分别服用。

◎ 格列奈类降糖药

格列奈类降糖药也叫促胰岛素分泌剂，这类药物包括瑞格列奈（诺和龙）、那格列奈（唐力），具有起效快、半衰期短的特点，被称为"餐时血糖调节剂"，属于快速胰岛素促泌剂。本类药物应该 3 餐前口服，不需要提前服用，但也最好不要在餐后服用，坚持不进餐不服用的原则。不论每天进餐几次，只要在餐前服用即可，每次服用的最大剂量为 4 毫克，但全天的最大用量不宜超过 16 毫克。

◎ α-葡萄糖苷酶抑制药

这类药物主要包括阿卡波糖（拜糖平）、伏格列波糖（倍欣）、米格列醇（奥恬苹）等。它们通过抑制肠道内分解淀粉的消化酶，延缓碳水化合物的吸收，达到降血糖的目的。如果提前（如餐前半小时）服用，因肠道中没有作用底物（食物中的碳水化合物），作用得不到发挥；如果餐后服用，则葡萄糖已被吸收，用药也失去了意义。所以，这类药物的服法是要与第一口饭一起咀嚼服用。

◎ 双胍类降糖药

这类药物服用后会直接刺激胃肠道，出现胃部不适、口中有金属味道、恶心、呕吐、腹痛、腹泻等副作用。因此，为减轻副作用，双胍类药物最好在餐中或餐后服用，但药效没有餐前好。二甲双胍肠溶片（如君力达）对胃肠道刺激相对较小，可于餐前服用。

◎ 噻唑烷二酮类降糖药

噻唑烷二酮类降糖药也叫胰岛素增敏剂，这类药物包括罗格列酮（文迪雅）、吡格列酮（瑞通）等，其特点是起效时间较慢，一般服用 4 周以上才有明显的疗效。因此，无论是餐前还是餐后服用，都不会对药效造成影响。

另外需要注意的是，做成控释、缓释或肠衣等特殊剂型的降糖药不要掰开服用。

糖尿病患者漏服药物有哪些补救的方法?

糖尿病患者若想较好地控制血糖,就要定时、定量且规律用药。漏服药物的后果比较严重,即使是偶尔漏服一次,也可能导致血糖出现显著波动或短期内居高不下。如果经常忘记服药,那么后果就更严重了。

如果患者只是偶尔忘记服药,且漏服药物的时间不长,可在检查血糖后决定补服的剂量。如果患者已经漏服几次,甚至是几日,应及时就医寻求指导。不同药物有不同的漏服后的补救办法。

(1)磺脲类降糖药 这类药物的种类较多,使用不当极易出现低血糖,所以漏服的补救措施比较复杂。磺脲类药物按作用时间可分为短效和中长效两大类。

① 短效药物要在餐前半小时服用,若漏服可将吃饭的时间后延半小时。若吃饭时间不能改,可偶尔直接服药,但要适当减少药量。若在两餐之间才想起漏服,要立即检查血糖,若血糖微高,可增加运动量,不用补服;若血糖明显升高,可即时减量补服。如果在下一餐前才意识到漏服,也要即刻测量血糖,若血糖微高,可按原剂量服药;若血糖明显升高,可适当减少用餐量,尽快让血糖恢复正常。

② 中长效磺脲类药物一般一日只在早餐前服用一次,若在午餐前想起漏服,可根据血糖情况按原剂量补服;若午餐后才想起,可视情况半量补服。但是年龄较大或血糖控制较好的患者,可漏服一日,无须补服,以免引起夜间低血糖。

(2)格列奈类降糖药 处理此类药物漏服的方法可参考短效磺脲类药物。两餐之间想起漏服了药物,可根据血糖情况决定补服量;快到下一餐才想起,无须补服,但要测量血糖,视情况而定是否要减少用餐量,以减少漏服的影响。

(3)α-葡萄糖苷酶抑制药 这类药物若在用餐时想起漏服,完全可以补上,若是吃完饭再补,疗效就会减少许多。

（4）双胍类降糖药　临床应用的这类药物主要是二甲双胍。若患者服用二甲双胍的量较小，可适当增加运动量，无须补服。与二甲双胍联合用药的患者也最好采取以上措施，即血糖有明显升高时再补服，以减少因用药时间发生变化而导致多种药物相互作用出现低血糖反应。若已到下一次使用二甲双胍的时间，上一次无须补服。

（5）噻唑烷二酮类降糖药　这类药物起效较慢只需一日服用一次，单独使用一般不会引起低血糖，漏服后可当天补上。联合用药者只要血糖不低也可当日补上。若到了次日，则无须补服。

（6）胰岛素　一般是在餐前注射，若餐后想起，使用超短效胰岛素（如诺和锐）的患者，可于餐后即刻注射。使用早晚餐前注射的预混胰岛素（如诺和灵30R）的患者，若早餐前忘记，可在餐后即刻补上，但要注意监测血糖，必要时应加餐；若在接近中午时才想起，而血糖又超过10毫摩尔/升，可在午餐前临时注射一次短效胰岛素。一定不能将两次预混胰岛素一起在晚餐前注射。

四、糖尿病药物的保存

治疗糖尿病的药物应得到良好的保存，药物处在合适的环境下可以较好地保持其药性，若因储存不当而造成药物失效，既会对患者的身体造成损害，也会造成经济上的损失。

口服降糖药应放在避免阳光直射且不要太杂乱的固定处。另外，所放之处应该是儿童不易触及的位置，以免出现儿童误食。通常来说，在铝箔或胶囊内未拆封的药物可以存放一年，如果想存放更长时间，可放置于冰箱的保鲜层中。拆开包装的药物，可在药盒中保存一个月。假如发现片剂潮解或胶囊软化，应及时丢弃，不可再食用。

有时因某些原因，如鼻管吸食的患者，患者家人或药剂师应事先将药物磨成粉状。这种情况下，药剂会更容易潮解变质，应在两个星期内服完。

第二节　常用的降糖中药

一、常用单味降糖中药

◎ 玉米须

玉米须又叫棒子毛，为禾本科一年生草本植物玉蜀黍（玉米）的花柱及柱头（苞玉须）。玉米须味甘、淡，性平，归肝、胆及膀胱经，具有清热解毒、利水消肿、利胆退黄等功效。

玉米须主要含有的化学成分为脂肪油、挥发油、树胶样物质、树脂、苦味糖苷、皂苷、生物碱、谷甾醇、豆甾醇、苹果酸、柠檬酸、维生素 C、维生素 K、泛酸等。其主要的药理作用有利尿、降低血糖、利胆、止血、降低血液黏稠度和降压等。

◎ 地骨皮

地骨皮属于清虚热药，为茄科落叶灌木植物枸杞的干燥根皮。地骨皮味甘、淡，性寒，归肝、肾、肺经，有清泻肺热、凉血退蒸之功效。地骨皮甘寒生津，与天花粉、生地黄、五味子等伍用，能治疗糖尿病。

现代医学研究证明，地骨皮主要含甜菜碱、亚油酸、亚麻酸及降压活性成分地骨皮甲素和多种酚类物质。地骨皮的主要药理作用有降血糖、抗微生物、解热、降血压、降血脂、免疫调节作用等。

◎ 桑叶

桑叶为桑科落叶小乔木桑树的干燥叶片。桑叶属于辛凉解表药，味苦、甘，性寒，归肺、肝经，有疏散风热、清肝明目、清肺润燥之功效。

桑叶含蜕皮甾酮、牛膝甾酮、微量 β-谷甾醇、芸香苷、桑苷、异槲皮素、多种氨基酸、维生素和多种酸类，还有铜、锌、植物雌激素等化学成分。

◎ 桑椹

桑椹为桑科落叶乔木桑树的成熟果穗。其味甘，性寒，归心、肝、肾经，有滋阴补血、生津止渴、润肠通便之功效，还可以明耳目、乌须发、补益肝肾。

桑椹能增强机体免疫力、延缓衰老、调节和促进免疫功能，还具有降血糖作用，故临床上常用桑椹与麦冬、生地黄、天花粉等配伍使用以治疗糖尿病。

◎ 桑枝

桑枝为桑树的新鲜或干燥嫩枝。桑枝味苦，性平，归肝经，善走四肢，长于祛风通络而利关节，故有祛风活络之效，主治风湿痹痛。桑枝常与羌活、独活、威灵仙、防己等合用，以祛风除湿、通经活络。

近几年，研究人员从天然植物桑枝中提取出 α-糖苷酶抑制剂，制成桑枝颗粒，可有效降低餐后血糖、空腹血糖和糖化血红蛋白，有效预防并改善了糖尿病并发症，且不刺激胰岛分泌胰岛素，可保护胰腺功能，对肝脏、肾脏功能也没有不良影响。

◎ 薏苡仁

薏苡仁属于利水渗湿类中药，为禾本科多年生草本植物薏苡的成熟种仁。一般健脾宜炒用，其他用途宜生用。薏苡仁味甘、淡，性微寒，归脾、胃、肺经。

现代医学研究认为，薏苡仁含淀粉、蛋白质、脂肪油、不饱和脂肪酸、饱和脂肪酸、多种氨基酸及维生素、钙、磷、铁等。其药理作用有降血糖及抗炎、抗菌、诱发排卵、抗癌等。薏苡仁水提取物能使实验动物的血糖浓度显著下降。薏苡仁的降糖成分主要是多糖类物质。

◎ 黄连

黄连属于清热燥湿类中药，为毛茛科多年生草本植物黄连、三角叶黄连或云连的干燥根茎。黄连的主要化学成分有小檗碱（即黄连素）、黄连碱、甲基黄连碱、掌叶防己碱、非洲防己碱、药根碱等生物碱，还含有黄柏酮、黄柏内酯及多种微量元素等。

黄连的主要药理作用有：①抗菌、抗病毒，黄连的抗菌谱范围广，对革兰阴性菌如伤寒杆菌、大肠杆菌和革兰阳性菌如肺炎双球菌、金黄色葡萄球菌、溶血性链球菌有较强的抑制作用。②抗炎，黄连、黄连粗提物和小檗碱等有抗炎作用，其抗炎强度与保泰橙相当。③免疫调节。④健胃。⑤利胆。⑥降压。⑦对消化系统的作用有抗溃疡病、抗腹泻及抑制胃液分泌。⑧对中枢神经系统有一定的兴奋作用，对平滑肌有兴奋和抑制作用、负性肌力作用。⑨降血糖。

◎ 紫草

紫草为清热凉血药，为紫草科多年生草本植物紫草和新疆紫草的干燥根。紫草味甘、咸、性寒。归心、肝经。有凉血透疹，解毒疗疮，活血清热之功效。药理作用主要有：抗癌、抗生素、抑制病原微生物、抗炎、降血糖作用。临床上用紫草配伍其他中药治疗急、慢性肝炎，糖尿病等。

◎ 知母

知母为清热泻火药，为百合科多年生草本植物知母的干燥根茎。知母味苦、甘，性寒，归肺、胃、肾经。知母具有与石膏相似的清热泻火作用，但不同之处是，知母于苦寒清热之中又有甘寒养阴之性，以清热润肺为特长，不仅能上清肺火、中凉胃热、下泻肾火，而且能滋养肺、胃、肾三脏之阴，故有清热泻火、滋阴润燥、退蒸除热之功效。知母能滋阴降火、生津止渴，故常作为治疗糖尿病之要药。

◎ 葛根

葛根属于辛凉解表药，为豆科多年生落叶藤本植物野葛的干燥根。

葛根味甘、辛，性平，归脾、胃经，有解肌发表、透疹、生津止渴、升阳止泻之功效。

葛根的主要活性成分为葛根素，其具有降低血糖，降低血压，降低血清胆固醇，扩张冠状动脉，增加心、脑血流量，改善血液循环等作用。

◎ 苍术

苍术属于芳香化湿类中药，为菊科多年生草本植物茅苍术或北苍术的根茎。苍术味辛、苦，性温，归脾、胃经，有燥湿健脾、祛风除湿、明目之功效。常用来治疗胃下垂、糖尿病、夜盲症、佝偻病等。

苍术主要含挥发油、苍术醇、苍术酮、维生素 A 样物质、维生素 B 及菊糖等物质。药理研究显示，苍术有抗溃疡、降血糖、保肝、利尿等作用。

◎ 大麦芽

大麦芽为禾本科植物大麦的果实经发芽制成。其味甘，性微温，归脾、胃经，有消食开胃、和中、回乳之功效。

大麦芽含淀粉酶、转化糖酶、脂肪、磷脂、糊精、麦芽糖、葡萄糖及维生素 B_1、维生素 D、维生素 E 等。麦芽浸剂口服可降低血糖，用来治疗糖尿病有一定效果。

◎ 桑白皮

桑白皮属于止咳平喘药，为落叶乔木桑树的根皮。桑白皮味甘，性寒，归肺、脾经。桑白皮甘寒降泻，入肺经，既能清肺热、泻肺火而平喘，又可肃降肺气、通利水道而利小便，故有清热泻肺、利水消肿之功效。

有学者从桑白皮中分离得到一种蛋白多糖，有降血糖活性，并且一次给药能维持降血糖作用 24 小时。还有研究显示，桑白皮对糖尿病有很好的疗效，是近年来国内外学者从生药中提取出的多糖类有效降血糖药。

◎ 黄柏

黄柏为芸香科多年生植物落叶乔木关黄柏、川黄柏的树皮和根皮。黄柏味苦，性寒，归肾、膀胱、大肠经，有清热燥湿、泻火解毒之功效，属于清热燥湿类中药。

黄柏的主要化学成分有小檗碱、药根碱、黄柏碱以及黄柏酮、黄柏内酯、β - 谷甾醇、多糖等。其中小檗碱有促进胰岛 β 细胞修复的作用，对 2 型糖尿病患者有明显降血糖效果，可使临床症状可基本消失，血清胰岛素水平上升。

◎ 车前子

车前子属于利水渗湿类中药，为车前科多年生草本植物车前或平车前的成熟种子。其味甘，性寒，归肾、肝、肺、小肠经，有清热利湿、利尿通淋、清肝明目、清肺化痰之功效。

车前子主要成分有地黄苷、海藻苷、麦角甾苷、芹菜素、维生素 B_1、多糖苷等。实验证明，从车前草的种子中分离出来的车前黏质 A，具有明显的降糖活性。

◎ 天花粉

天花粉属于清热泻火类中药，为葫芦科多年生宿根草质藤本植物瓜蒌的干燥块根。天花粉味甘、微苦、微酸，性微寒，归肺、胃经，既能清泻肺、胃之热，又能生津止渴、滋养肺胃之阴。

中医常用天花粉与其他中药相配伍，以治疗消渴病（糖尿病）。常用天花粉配伍麦冬、生地黄等以治疗肺、胃阴虚之消渴；用天花粉配黄连、生地黄、藕汁等泻火养阴药，以治疗肺胃火盛、阴亏津伤之消渴；天花粉常配伍生黄芪、葛根、知母等益气养阴药，以治疗气阴两虚之消渴。

◎ 牛蒡子

牛蒡子为菊科两年生草本植物牛蒡的成熟果实，为辛凉解表类中药。牛蒡子味辛、苦，性寒，归肺、胃经，有疏散风热、宣肺透疹、清利咽喉、解毒消肿之功效。牛蒡子含牛蒡子苷、牛蒡子酚、脂肪油、维生素A样物质及维生素B_1等。牛蒡子提取物能显著而又持久地降低血糖。

◎ 鬼箭羽

鬼箭羽为卫矛科植物卫矛具木栓质翅状物的枝条或翅状物。鬼箭羽味苦，性寒，归肝经，有破血、通经、止痛、杀虫之功效。鬼箭羽制剂所含的有效成分草乙酸钠，能使胰岛 α 细胞萎缩，胰岛 β 细胞增生，加强胰岛素的合成和分泌，加速葡萄糖利用，从而降低血糖。

◎ 山茱萸

山茱萸属于固精、缩尿、止带药，为山茱萸科落叶小乔木山茱萸的成熟果肉。山茱萸味甘、酸，性温，归肝、肾经，善收敛固涩。

◎ 桔梗

桔梗属于温热寒痰药，为桔梗科多年生草本植物桔梗的根。桔梗味苦、辛，性平，有小毒，归肺、胃经，有宣肺祛痰、利咽排脓之功效。

桔梗含桔梗酸、桔梗皂苷、桔梗多糖、生物碱等化学成分，有降血糖、祛痰、镇咳、降血压、抗炎、抑菌、抗消化性溃疡、镇静、降血脂等作用。桔梗皂苷属三萜皂苷，可能是桔梗降血糖作用的有效成分。

◎ 威灵仙

威灵仙属于祛风湿、散寒药，为毛茛科植物威灵仙或多年生草本植物棉团铁线莲或东北铁线莲的根及根茎。威灵仙味辛，性温，归肝、膀胱经。

威灵仙含白头翁素、白头翁内酯、甾醇、糖类、皂苷、氨基酸等化学成分。其药理作用有抗菌、降血糖、降血压、镇痛、抗利尿、抗疟疾、利胆排石等。威灵仙可用于治疗糖尿病、高血压，还可治疗肝、胆、泌尿系统结石。需要注意的是，威灵仙性猛善走，能耗伤气血，故气虚血少者不宜使用。

◎ 冬葵子

冬葵子属于利水渗湿类中药，为锦葵科一年生草本植物冬葵的成熟种子。其味甘、性寒，归大肠、小肠、膀胱经。

冬葵子的主要成分有蛋白质、脂肪油、花青素、多糖类、黏液质、氨基酸等。实验证明，从冬葵种子中分离得到的肽聚糖 MVS-I 和肽聚糖 MVS-V，具有显著的降糖活性。此外，锦葵科植物中含有十几种黏性多糖，均具有降血糖活性。需要注意的是，冬葵子甘寒清利，孕妇慎用。

◎ 石榴皮

石榴皮属于收涩类中药，为石榴科落叶灌木或小乔木石榴的果皮。其味酸、涩，性温，归胃、大肠经。

石榴皮中含乌索酸，可能为降血糖有效成分。还有研究表明，石榴皮的降血糖机制很可能类似于盐酸苯乙双胍，即提高周围组织对葡萄糖的利用率，而不是直接改善体内胰岛素的分泌功能。值得注意的是，石榴皮含石榴皮碱，有毒性，故不宜大量及长期使用。

◎ 长春花

长春花属于抗肿瘤类中药，为夹竹桃科植物长春花的全草。其味苦，性凉，有毒，有清热解毒、平肝潜阳、清心安神、抗癌之功效。

从长春花中已分离出 70 余种生物碱，主要是长春碱、长春新碱等。其药理作用主要有降血糖、抗肿瘤、降血压、利尿、抗菌、抗病毒等。

◎ 昆布

昆布属于清热化痰药，为海带科植物海带或翅藻科植物昆布等的叶状体。其味咸，性寒，归肝、肾、胃经。昆布含藻胶酸、昆布素、氨基酸及钙、碘、钾、硒、锰、钼、磷、镁、砷、硫胺素、核黄素等成分，有降血糖、降压强心、降血脂、抗肿瘤、抗凝血、增强免疫力、平喘止咳等作用。

◎ 桃胶

桃胶为蔷薇科植物桃树中分泌出的树脂。其味微甘、苦，性平，有和血、利尿、止渴之功效。树胶为多糖类物质，主要化学成分为半乳糖、鼠李糖、α–葡萄糖醛酸等，常用于治疗糖尿病和乳糜尿。

◎ 白僵蚕

白僵蚕属于平肝息风药，为蚕蛾科昆虫蚕蛾的幼虫在未吐丝前，因感染白僵菌而发病致死的僵化虫体。白僵蚕味咸、辛，性强寒，归肝、肺经。

白僵蚕含有羟基促蜕皮甾酮、油酸、亚油酸、硬脂酸、蛋白酶、壳质酶、溶纤维蛋白酶、棕榈酸、棕桐油酸等，还含有铁、镁、铜、锌、锰、钾、钠、钙等无机元素。

白僵蚕有息风止痉、祛风止痛、解毒利咽、化痰散结之功效。

◎ 鸡内金

鸡内金属于消食类中药，为雉科动物家禽类家鸡的砂囊内壁。其味甘，性平，归脾、胃、小肠及膀胱经，有健脾消食、涩精止遗、通淋化石之功效。

鸡内金含胃激素、胃蛋白酶、淀粉酶、角蛋白、氨基酸、维生素C、尼克酸、维生素 B_1、维生素 B_2 等成分。鸡内金能增加健康人胃液的分泌量，提高消化能力，加快胃排空速率。据报道称，鸡内金可降低血糖，其机制是促进胰腺分泌胰岛素或是增强肌肉糖酵解。

◎ 翻白草

翻白草又叫千锤打、无青地白、鸡脚爪等。其性平，味甘、苦，无毒，可食用也可药用，生、熟食均可。民间有人用翻白草泡茶喝，对消除尿糖有良效。临床观察发现，用翻白草治疗糖尿病有显著疗效，尤其是对中、老年人 2 型糖尿病患者。如果能够坚持长期服用，就能把血糖、尿糖降下来，口渴、尿频等症状也会逐渐减轻或消失。

◎ 西洋参

研究人员发现，2 型糖尿病患者服用西洋参可降低血糖。实验研究证明，无论是餐前还是餐后服用，都可使高血糖降低 20% 左右。

◎ 仙鹤草

仙鹤草属于收敛止血类中药，为蔷薇科多年生草本植物龙芽草的全草。其味苦、涩，性平，归肺、肝、脾经。

仙鹤草的化学成分有仙鹤草素、仙鹤草内酯、鞣质、有机酸、皂苷、甾醇等。其药理作用主要有降血糖、止血、抗炎、抗菌及抗寄生虫等。

◎ 五倍子

五倍子属于敛肺涩肠药，为漆树科落叶灌木或小乔木植物盐肤木、青麸杨或红麸杨叶片上的虫瘿。其味酸、涩，性寒，归肺、肾、大肠经，有敛肺止汗、涩肠固精、解毒止血之功效。五倍子的化学成分主要有没食子鞣质、没食子酸、树脂、脂肪、淀粉等。

◎ 月见草

月见草中含有丰富的亚麻酸，可提高细胞膜的流动性和激活细胞中酶的活性，对防治糖尿病和高脂血症有一定的作用。

◎ 仙人掌

仙人掌作为一种中药材，被广泛用于治疗烧伤、肾脏病等方面。仙人掌还能去除体内脂肪，有一定减肥疗效。仙人掌含有丰富的钙、铁和多种维生素，可以有效降低血糖指数，适合糖尿病患者食用。还有学者报道，仙人掌中含有大量天然胰岛素，但其实际功效尚未得到普遍认定，仅供参考。

二、常用降糖中成药

◎ 糖尿乐胶囊

【成分】 山药、黄芪、生地黄、山茱萸、枸杞、五味子、天花粉、天冬、茯苓、知母、葛根、红参、炒鸡内金等。

【功效】 益气养阴，生津止渴。

【用法】 口服，一次 3 ~ 4 粒，一日 3 次。

◎ 降糖舒

【成分】 生晒参、生地黄、熟地黄、麦冬、刺五加、丹参、牡蛎、五味子、荔枝核等。

【功效】 滋阴补肾，益气生津。

【用法】 口服，一次 4 ~ 6 粒，一日 3 次。

◎ 参黄降糖片

【成分】 人参皂苷、山药、生地黄、麦冬、五味子。

【功效】 益气养阴，滋脾补肾。

【用法】 口服，一次 3 粒，一日 3 次，或遵医嘱。

◎ 消渴灵片

【成分】 地黄、五味子、麦冬、牡丹皮、黄芪、黄连、茯苓、红参、天花粉、枸杞、石膏。

【功效】 滋阴益肾，益气生津，止渴降糖。

【用法】 口服，一次 8 片，一日 3 次。

◎ 麦味地黄丸

【成分】 麦冬、五味子、山药、茯苓、熟地黄、酒萸肉、泽泻、牡丹皮。

【功效】 滋阴，润肺，益肾。

【用法】 口服，遵医嘱。

◎ 龟鹿二胶丸

【成分】 龟甲胶、鹿角胶、盐制巴戟天、盐炒补骨脂、续断、盐炒杜仲、熟地黄、当归、白芍、枸杞、五味子、山药、山茱萸、麦冬、芡实、肉桂、炮附子、牡丹皮、泽泻、茯苓。

【功效】 补肾助阳，补益精血。

【用法】 口服，遵医嘱。

◎ 消渴丸

【成分】 葛根、黄芪、生地黄、天花粉、格列本脲（优降糖，西药）、南五味子、玉米须、山药。

【功效】 滋肾养阴，益气生津。

【用法】 饭前用温开水送服，一日 2～3 次，一次 5～10 丸，或遵医嘱。

◎ 甘露消渴胶囊

【成分】 生地黄、熟地黄、党参、菟丝子、山茱萸、黄芪、麦冬、天冬、当归、茯苓、泽泻。

【功效】 滋阴补肾，益气生津，清热泻火。

【用法】 口服，一次 4～5 粒，一日 3 次，或遵医嘱。

◎ 六味地黄丸

【成分】 熟地黄、酒萸肉、山药、茯苓、泽泻、牡丹皮。

【功效】 滋补肝肾。

【用法】 口服，遵医嘱。

◎ 知柏地黄丸

【成分】 知母、黄柏、熟地黄、山茱萸、牡丹皮、泽泻、茯苓、山药。

【功效】 滋阴降火。

【用法】 口服，遵医嘱。

◎ 白僵蚕丸

【成分】 白僵蚕。

【功效】 滋阴活血，降糖。

【用法】 口服，遵医嘱。

◎ 下消丸

【成分】 莲子、麸炒山药、制何首乌、地骨皮、煅龙骨、金樱子、甘草、制远志、茯苓、芡实、莲须、菟丝子、酸枣仁、煨诃子、炒泽泻。

【功效】 补肾固精，降浊导滞。

【用法】 口服，一次6克，一日2次。

◎ 大补阴丸

【成分】 熟地黄、盐知母、盐黄柏、醋龟甲、猪脊髓。

【功效】 滋阴降火。

【用法】 口服，遵医嘱。

◎ 糖脉康颗粒

【成分】 黄芪、生地黄、丹参、赤芍、葛根、桑叶、淫羊藿等。

【功效】 益气养阴，活血化瘀。

【用法】 口服，一次1袋，一日3次。

◎ 玉液消渴冲剂

【成分】 黄芪、葛根、山药、知母、天花粉、鸡内金、五味子、太子参。

【功效】 滋阴益气。

【用法】 口服，遵医嘱。

◎ 石斛夜光丸

【成分】 石斛、山羊角、枸杞、决明子、人参、山药、茯苓、天冬、黄连等。

【功效】 滋阴补肾，清肝明目。

【用法】 口服，遵医嘱。

◎ 补身益寿胶囊

【成分】 红参、珍珠、灵芝、制何首乌、枸杞、淫羊藿、丹参、甘草、黄精。

【功效】 补益气血，健脾益肾。

【用法】 口服，遵医嘱。

◎ 益肾消渴胶囊

【成分】 生地黄、熟地黄、山药、枸杞、麦冬、天冬、肉桂、牡丹皮、天花粉、北沙参、黄芪、牡蛎等。

【功效】 滋阴固肾，缩尿降浊。

【用法】 口服，一次 4 粒，一日 3 次。

◎ 消渴平片

【成分】 人参、黄连、天花粉、黄芪、枸杞、沙苑子、葛根、丹参、五味子、天冬、知母、五倍子。

【功效】 滋阴益肾，清热泻火。

【用法】 口服，一次 6 ~ 8 片，一日 3 次，或遵医嘱。

◎ 金芪降糖片

【成分】 黄连、黄芪、金银花。

【功效】 益气清热。

【用法】 口服，遵医嘱。

◎ 仙灵骨葆

【成分】 淫羊藿、续断、丹参、知母、补骨脂、地黄。

【功效】 活血通络，强筋壮骨，滋补肝肾。

【用法】 口服，遵医嘱。

◎ 济生肾气丸

【成分】 熟地黄、炒山药、山茱萸、泽泻、茯苓、牡丹皮、肉桂、附子、川牛膝、车前子。

【功效】 温补肾阳，利水消肿。

【用法】 口服，遵医嘱。

◎ 玉泉丸

【成分】 葛根、天花粉、地黄、五味子、麦冬、人参、茯苓、乌梅、黄芪、甘草等。

【功效】 生津止渴，清热除烦，养阴滋肾，益气和中。

【用法】 口服，遵医嘱。

◎ 龟鹿补肾丸

【成分】 炒龟甲胶、炒鹿角胶、盐菟丝子、蒸淫羊藿、盐蒸续断、蒸陈皮、蒸金樱子、蒸锁阳、熟地黄、盐蒸狗脊、蒸覆盆子、制何首乌、炒山药、炒酸枣仁、炙黄芪、炙甘草。

【功效】 补肾助阳，补气益血，强壮筋骨。

【用法】 口服，一次 6 ~ 12 克，一日 2 次。

一、磺脲类降糖药

磺脲类药物自 1955 年应用于临床，是发现最早、应用最广泛的一类口服降糖药。至今已研制出三代磺脲类药物，第一代主要包括甲磺丁脲、氯磺丙脲，第二代主要包括优降糖、达美康、美吡哒，第三代的代表药物是格列美脲。目前，第一代磺脲类药物已经被第二代和第三代所取代。

◎ 作用机制

磺脲类降糖药能与胰岛 β 细胞表面的磺脲类受体结合，刺激胰岛 β 细胞分泌胰岛素来发挥降糖作用。这类药物能增加外周组织胰岛素受体数目及与胰岛素的亲和力，增强胰岛素的敏感性，并且还具有受体后作用，从而可增强胰岛素的生物效应。磺脲类药物通过抑制胰岛素酶的活性和增强胰岛素酪氨酸激酶的活性，从而减少胰岛素在肝脏的分解，强化胰岛素的作用，抑制糖异生作用，加速糖酵解。磺脲类药物也可增强靶细胞对胰岛素的敏感性，减轻胰岛素抵抗，增加脂肪细胞中葡萄糖的转运与脂肪合成。有研究发现，磺脲类药物可促进胰岛 β 细胞增生和新胰岛的形成，还能起到延缓动脉粥样硬化发生的作用。达美康、美吡哒、克糖利、亚莫利等药物还可预防血管并发症，尤其是微血管的并发症。

◎ 适应证

（1）初诊为非肥胖型 2 型糖尿病患者，经饮食和运动治疗后，仍不能有效控制血糖者。

（2）肥胖型 2 型糖尿病患者，在接受二甲双胍的治疗后，仍不能较好控制血糖者。

（3）病程较长的2型糖尿病和缓慢发病的1型糖尿病患者，经胰岛素治疗后，恢复部分胰岛分泌功能者。

（4）糖尿病病程较短，体重正常或轻度肥胖，每天胰岛素的用量高于40个单位（U）者。

（5）使用磺脲类药物的患者一定要有胰岛素分泌功能。磺脲类药物对无胰岛素分泌能力的糖尿病患者不起作用。

◎ 禁忌证

（1）1型糖尿病患者或胰岛 β 细胞功能几乎完全损害、病程较长的2型糖尿病患者。

（2）伴有酮症酸中毒、高渗性昏迷、乳酸性酸中毒急性并发症的糖尿病患者。

（3）处于高热、严重感染、外伤、手术等应激状态或妊娠期的2型糖尿病患者，及伴有心、肝、肾、脑等急慢性并发症者。

（4）对磺脲类或磺胺类药物有过敏反应者。

（5）2型糖尿病病情严重，空腹血糖高于16.7毫摩尔/升者。

◎ 副作用

应用磺脲类药物的临床使用效果证明，这类药物的降糖效果明显，就常见的几种药物来说，降糖强度最大的是优降糖，其次是美吡哒，接着是克糖利、糖适平、达美康等。各种磺脲类药物的毒副作用各有差异，但相对来说，副作用都比较小，常见的副作用有以下几方面。

（1）低血糖反应　冠心病的患者可诱发心绞痛和心肌梗死或脑血管意外，严重的可引起昏迷，甚至是死亡。

（2）消化系统反应　一些患者会出现上腹不适、恶心、腹泻、肝功能损害，偶见中毒性肝炎。服药量减少后，不适症状就可消失。

（3）皮肤反应　有少数服用者会出现皮疹、荨麻疹、皮肤瘙痒、面部潮红等皮肤症状，这类患者应立刻停服此类药物。

（4）各单药副作用　优降糖和氯丙磺脲用量较大时，少数使用者会出现头痛、头晕、嗜睡、视力模糊、四肢震颤等症状，减量或停药后症状可消失。服用优降糖者还可偶见夜尿多。

◎ 其他药剂的影响

对抗磺脲类药物降血糖作用的药物有糖皮质激素、口服避孕药、噻嗪类利尿剂、苯妥英钠、甲状腺素、肾上腺素、烟酸等。

加强磺脲类药物降血糖作用的药物主要有氯霉素、双香豆素、保泰松、青霉素、水杨酸类、磺胺类药物等。

二、格列奈类降糖药

格列奈类药物是一种前景被普遍看好的新型胰岛素促泌剂。它属于非磺脲类胰岛素促泌剂，主要包括瑞格列奈、那格列奈、米格列奈钙。

◎ 作用机制

格列奈类与磺脲类药物的作用机制相似，都是通过刺激胰岛 β 细胞分泌胰岛素来降低血糖，但二者之间也有区别。格列奈类药物能改善和恢复胰岛素分泌，刺激胰岛素分泌的模式与人体自身分泌胰岛素的模式非常相近，减轻了药物对胰岛 β 细胞的持续刺激，更加符合人体的生理模式。

格列奈类药物有"按需促泌"的特点，就是说这类药物的促泌作用具有血糖依赖性，血糖高时促进胰岛素分泌的作用增强，血糖低时促进胰岛素分泌的作用减弱。因此，格列奈类药物可有效降低餐后高血糖，而且不容易产生低血糖。此外，此类药物还有起效快、作用消失快的特点，减轻了药物对胰岛 β 细胞的过度刺激，保护了胰岛 β 细胞的功能。

◎ 适应证

（1）经饮食和运动治疗不能有效控制高血糖，且尚有胰岛分泌功能的 2 型糖尿病患者，尤其适用于以餐后血糖升高为主的老年患者，以及不能规律进餐的患者。

（2）服用二甲双胍不能有效控制高血糖和不能耐受二甲双胍的2型糖尿病患者。

（3）老年糖尿病患者，但75岁以上的患者不宜使用。

◎ 禁忌证

（1）1型糖尿病患者。

（2）严重肝、肾功能不全的患者。

（3）妊娠、哺乳期妇女及12岁以下的儿童。

（4）出现重度感染、发热、外伤、手术的患者。

（5）糖尿病酮症酸中毒者。

（6）对此类药品过敏者。

◎ 主要药物的特征

（1）瑞格列奈　是一种新型短效促胰岛素分泌降糖药，进餐前服药，不进餐不服药，无论每日进餐几次，只要每餐前服用即可。口服吸收迅速，半小时之内就可起效，1小时内血浆药物浓度达到峰值，然后迅速下降，4～6小时药效清除，服药1～3周，血糖浓度可达稳定状态。对于肥胖与非肥胖的2型糖尿病患者有同等疗效。

（2）那格列奈　对胰岛β细胞有快开快闭、起效快、作用消失快的特点，与二甲双胍或格列酮类药物合用，控制血糖的效果更佳。1～2小时血浆药物浓度达到峰值，维持时间为4～6小时。

（3）米格列奈钙　临床试验表明，这种药在疗效和安全性方面都比其他降糖药要好，是新型速效促进胰岛细胞分泌胰岛素的药物，被称为"餐时血糖调节剂"。

◎ 副作用

格列奈类药物的副作用少而轻，主要包括程度较轻的低血糖，较磺脲类药物出现的次数少；腹痛、腹泻、恶心、呕吐、便秘等胃肠道反应；皮肤瘙痒、发红、荨麻疹等过敏反应；轻度或暂时性的肝酶升高；头痛、头晕。总体来说，除低血糖外，其他副作用都极为少见，甚至是罕见。

◎ **注意事项**

（1）与噻唑烷二酮类药物或二甲双胍联合应用时，容易发生低血糖。

（2）与噻唑烷二酮类药物或二甲双胍联合应用仍无法控制高血糖时，应改用胰岛素治疗。

（3）不能与磺脲类药物联合应用，因为二者的作用机制类似，联合应用会增加胰岛 β 细胞的负担。

三、双胍类降糖药

双胍类药物于 20 世纪 50 年代应用于临床，比磺脲类药物稍晚，其主要药物有苯乙双胍（降糖灵）和二甲双胍（甲福明）。降糖灵的副作用比较大，欧美国家已经停止使用，我国基本也已将其淘汰。目前应用于临床的主要是二甲双胍，其副作用小，应用广泛。

◎ **作用机制**

双胍类药物的作用机制与磺脲类不同，它不刺激胰岛 β 细胞分泌胰岛素，即它降低血糖且不使胰岛素的水平升高。

双胍类药物能促进外周组织摄取葡萄糖，加速葡萄糖的无氧酵解从而降低血糖，还能使餐后葡萄糖的吸收率下降，降低和延迟餐后血糖的高峰，与糖尿病胰岛素的分泌改变一致，从而降低血糖、改善口服葡萄糖耐量，但对静脉葡萄糖耐量则无影响。实验证明，双胍类降糖药还可抑制肝脏的糖异生作用，从而使肝糖输出减少。

双胍类药物还有抑制氨基酸、脂肪、胆固醇、钠和水的吸收，控制食欲，降血脂，预防血管并发症的作用。此外，还有助肥胖者的体重下降，非肥胖者保持理想体重的作用。

（1）中年以上发病的 2 型糖尿病患者，尤其是经饮食和运动治疗无效的肥胖型患者，要首先选用此类药物。

（2）使用磺脲类药物出现原发性或继发性失效后，可改用双胍类药物，或与之联合使用。

（3）1 型和 2 型糖尿病患者在使用胰岛素治疗时，都可以加用二甲双胍，以减少胰岛素剂量，防止出现低血糖反应。

（4）对胰岛素有抗药性的糖尿病患者，可加用双胍类药物以稳定病情。

（5）糖耐量受损者可使用此类药物。

（6）可用于儿童 2 型糖尿病患者。

◎ 禁忌证

（1）1 型糖尿病或中、重型 2 型糖尿病患者。

（2）伴有酮症酸中毒、高渗性昏迷、重度感染、高热、心力衰竭、心肌梗死、肝肾病、黄疸等症，或处于手术、妊娠期间的患者。

（3）造影剂检查前后 48 小时。

（4）已有肾小球硬化症、眼底病变、神经病变、脑部病变、血管闭塞坏疽的患者。

（5）使用胰岛素每日超过 20 个单位时，不能单独使用双胍类药物。

（6）有乳酸性中毒经历的患者。

（7）缺乏维生素 B_{12}、叶酸、铁的患者，以及酗酒、酒精中毒者。

◎ 主要药物的特征

苯乙双胍在国内已很少使用，二甲双胍是国内外唯一被广泛使用的双胍类降糖药。患者服药后，经胃肠道吸收，2 小时达到血药高峰浓度，半衰期为 1～5 小时，持续 6～8 小时，不经肝脏代谢，由尿排出，易于清除，诱发乳酸性酸中毒的可能性较小。

一般会出现胃肠道不适，如厌食、恶心、腹泻。大剂量使用双胍类药物时，尿中可能出现酮体，严重时会出现乳酸中毒。

◎ 其他药剂的影响

利福平可抑制双胍类药物的吸收，使双胍类药物的血药浓度降低，减弱其降糖作用。

四、α-葡萄糖苷酶抑制药

α-葡萄糖苷酶抑制药主要特点包括平稳降糖、安全性高，以及可降低心血管并发症的发生。它是目前唯一被批准用于干预糖耐量受损的口服降糖药。α-葡萄糖苷酶抑制药主要是降低餐后的血糖水平，降糖作用温和，效力低于磺脲类、双胍类和噻唑烷二酮类药物，无药物继发性失效，不影响或轻度降低胰岛素水平。常用的α-葡萄糖苷酶抑制药主要是阿卡波糖（拜糖平）、伏格列波糖（倍欣）。

◎ 作用机制

α-葡萄糖苷酶在食物吸收过程中起着重要的作用，食物必须与之结合才能消化和吸收。α-葡萄糖苷酶抑制药的降糖机制是通过抑制肠黏膜上的α-葡萄糖苷酶，从而减少和延缓小肠对糖分的吸收，以降低血糖，对餐后高血糖的作用比较明显。

α-葡萄糖苷酶抑制药不刺激胰岛素的分泌，不会引发低血糖，因此可帮助减少血糖的波动，让全天血糖保持平稳，不会出现忽高忽低的情况。

◎ 适应证

（1）通过饮食和运动治疗血糖得不到满意控制的糖尿病患者，尤其是肥胖者。

（2）可单独应用于单纯饮食治疗的2型糖尿病患者，也可与磺脲类和双胍类联合应用治疗的 2 型糖尿病患者。

（3）空腹血糖在 6.1～7.8 毫摩尔 / 升，且以餐后血糖升高为主的 2 型糖尿病患者，最适宜单独使用 α - 葡萄糖苷酶抑制药。空腹和餐后血糖均升高的患者，α - 葡萄糖苷酶抑制药可与其他口服降糖药或胰岛素合用。

（4）1 型糖尿病患者在进行胰岛素治疗时，可加用阿卡波糖（拜糖平）。但 1 型糖尿病患者不能单纯使用此类药物。

（5）可用于糖耐量受损的干预治疗，降低糖耐量受损者向糖尿病转化的风险。

◎ 禁忌证

（1）肝功能异常、肾功能减退者。

（2）18 岁以下的 1 型糖尿病患者。

（3）孕妇以及哺乳期的妇女。

（4）患有慢性腹泻、慢性胰腺炎、严重胃肠功能紊乱者。

（5）正服用泻药、止泻药、助消化药者。

（6）缺铁性贫血及有严重造血系统功能障碍者。

◎ 药物作用

（1）可减轻血糖波动，减轻对大血管的损害，降低糖尿病患者发生心血管疾病的风险。

（2）控制餐后高血糖是阻止糖耐量受损者发展为 2 型糖尿病的主要手段之一，因此 α - 葡萄糖苷酶抑制药可以显著减小糖耐量受损者演变为 2 型糖尿病的风险。

（3）可以明显降低糖尿病患者发生心血管病变的概率，对心肌梗死的改善作用最为显著。

（4）α - 葡萄糖苷酶抑制药不通过刺激胰岛素分泌来降低血糖。它可以降低餐后胰岛素水平，增加胰岛素的敏感性。

α-葡萄糖苷酶抑制药主要在胃肠道局部起作用，几乎不被吸收到血液，因此副作用很少。α-葡萄糖苷酶抑制药的主要副作用表现为腹胀、腹痛、腹泻、胃肠痉挛性疼痛、顽固性便秘等，也有患者会出现肠鸣、恶心、呕吐、食欲减退等症状，乏力、头痛、眩晕、皮肤瘙痒等症状极为少见。与胰岛素、磺脲类或二甲双胍联用时，有引发低血糖的风险。

◎ 其他药剂的影响

α-葡萄糖苷酶抑制药应避免与抗酸药、消胆胺、肠道吸收剂和消化酶制剂同时服用，否则会削弱药物的治疗效果。

五、噻唑烷二酮类降糖药

噻唑烷二酮类药物也称格列酮类，是 20 世纪 80 年代初研制成功的一类具有提高胰岛素敏感性的新型口服降糖药。目前临床上应用的此类药物主要有罗格列酮和吡格列酮。噻唑烷二酮类药物降低空腹和餐后血糖的同时，也降低空腹和餐后的胰岛素水平，但具有导致心血管系统不良反应的风险。虽然这类药物在降糖效力上稍逊于磺脲类和双胍类，但效果却更持久。

◎ 作用机制

噻唑烷二酮类药物不刺激胰岛素分泌（与二甲双胍的作用机制相似），而是通过多种途径增强人体对胰岛素的敏感性，改善胰岛 β 细胞功能。这类药物在改善血糖控制的同时，常常伴随着胰岛素水平的下降。

噻唑烷二酮类药物主要作用于胰岛素靶组织，如脂肪、肌肉、肝脏等，增加脂肪组织中的葡萄糖氧化和脂肪合成，提高肌肉组织中葡萄糖摄取及氧化，达到降低血糖的目的。其也可减少肝糖的输出，但作用比较弱。

除降糖外，噻唑烷二酮类药物还有改善脂代谢，降低血压、微量白蛋白尿，减少腹部及内脏脂肪，以及抗凝、抗炎作用，还可治疗多囊卵巢综合征。

◎ 适应证

（1）用于糖耐量减低者，以及预防和阻止糖尿病并发症效果比较显著。

（2）肥胖且伴有"三高"（高血压、高血脂、高血糖）的2型糖尿病患者。

（3）单纯进行胰岛素治疗的2型糖尿病患者，若治疗效果不佳可加用本药。存在明显胰岛素抵抗的肥胖型2型糖尿病患者也可选用本药。

（4）经饮食和运动治疗仍无法控制血糖的2型糖尿病患者，可单用此类药物，也可与其他药物或胰岛素联合使用。

（5）服用二甲双胍或磺脲类药物效果不佳的2型糖尿病患者。

◎ 禁忌证

（1）1型糖尿病患者。

（2）糖尿病酮症酸中毒者。

（3）水肿患者要慎用。

（4）3、4级心功能障碍患者、肾病综合征患者、重度水肿患者。

（5）有活动性肝病、血清转氨酶高于正常上限2.5～3倍者，但要除去单纯乙型肝炎表面抗原阳性者。

（6）妊娠和哺乳期妇女。

（7）18岁以下的2型糖尿病患者。

◎ 副作用

噻唑烷二酮类药物的副作用比较小，常见的副作用是水潴留，主要表现为下肢或脚踝水肿。与胰岛素合用时，水潴留的发生率增加3～5倍。

使用噻唑烷二酮类药物治疗的过程中常出现体重增加，因为此类药物可造成体内脂肪含量再分布，增加的脂肪主要集聚在外周皮下，腹部的脂肪减少。此外，使用噻唑烷二酮类药物还会出现肝功能异常。因此，在噻唑烷二酮类药物使用前后，都应定期检查肝功能，以及时对异常情况做出处理。

◎ **注意事项**

（1）所有服用噻唑烷二酮类药物者都必须定期检查肝功能，最初一年每2个月查一次，之后做定期检查。

（2）噻唑烷二酮类药物与其他口服降糖药合用时，可能会发生低血糖。

（3）老年患者服用本药时无须因年龄而调整使用剂量。

❤ **爱心小贴士**

口服降糖药的联合应用有哪些原则？

（1）要选择2~3种不同作用机制的药物联合使用，且药物的种类不能超过3种。联合用药后如果仍不能得到满意的血糖效果，应及时加用胰岛素治疗。

大量的研究证实，使用一种单药将血糖控制在正常水平的情况不多，使用2两种机制互补的降糖药进行联合治疗，不仅可以提高药物的疗效，延缓疾病的发展，还能减轻药物的副作用。研究显示，与单纯使用磺脲类药物治疗相比，在磺脲类药物的基础上联合使用胰岛素增敏剂类药物（如罗格列酮），能明显地改善2型糖尿病患者的血糖水平，延缓疾病的进展。

（2）联合用药不能选用同类药物中的2种，否则不仅不会增加疗效，还会增加药物对身体的毒副作用。

（3）在采用联合治疗的同时，还要考虑到患者的经济状况，尽量减轻患者的经济负担。

虽然联合用药有许多好处，但并不是所有的糖尿病患者从一开始用药就要采用联合疗法，要根据患者具体的病情决定，如患者是否肥胖，是否患有高胰岛素血症等。当患者的血糖只是轻度升高时，可给予单一药物治疗。当血糖较高或单一药物治疗不能取得较好效果时，可从开始就采用联合疗法或改用联合疗法。多数医学专家认为，当常规剂量的单一药物无法取得满意的治疗效果时，要及时采用联合用药，而不是等到单一药物用至最大剂量已无效时，才考虑联合用药。

在药物的联合使用方案中，常用的是磺脲类和双胍类药物的联合，如格列吡嗪控释片（瑞易宁）与二甲双胍联合治疗12周，能使单纯采用瑞易宁或二甲双胍类药治疗6周后的糖化血红蛋白再下降2.5%。此外，一种或多种口服降糖药还可以与胰岛素同时使用。

第四节　胰岛素

一、胰岛素的适应证

是否需要采用胰岛素疗法是由患者的病情和身体状况决定的。一般情况下，需要注射胰岛素的患者，只有以下几种。

（1）1型糖尿病患者。

（2）2型糖尿病患者出现以下情况时：①饮食及口服降糖药物治疗血糖控制不佳；②出现糖尿病急性并发症，如酮症酸中毒、高渗性昏迷；③有严重糖尿病慢性并发症，如肾脏病变（Ⅲ期以后）、神经病变、急性心肌梗死、脑血管意外（卒中）、肝肾功能不全、消耗性疾病、消瘦；④合并其他应激状态，如重症感染、创伤、大手术等。

（3）妊娠糖尿病或糖尿病妊娠及分娩。

（4）各种继发性糖尿病患者。继发性糖尿病要使用外源性胰岛素进行替补治疗。继发性糖尿病主要包括垂体性糖尿病、类固醇性糖尿病、胰岛素基因突变性糖尿病、胰高血糖素瘤性糖尿病等。

哪些糖尿病患者可以视情况决定是否采用胰岛素治疗?

（1）同时应用饮食调养、运动调养、口服药物调养仍不能很好控制血糖的2型糖尿病患者。

（2）不得不服用肾上腺皮质激素等对血糖控制不利的药物的2型糖尿病患者（肾上腺皮质激素会使血糖升高）。

（3）肝肾功能衰竭的2型糖尿病患者。

二、胰岛素制剂种类

胰岛素制剂种类很多，分类可按来源不同、作用快慢和维持时间长短进行分类。

◎ 按制剂来源不同分类

（1）动物胰岛素：包括猪胰岛素和牛胰岛素。

（2）合成胰岛素：通过基因工程技术将人胰岛素基因插入酵母菌质粒或大肠杆菌质粒中，获得人胰岛素。

◎ 按作用快慢和维持时间长短分类

具体分类及各制剂特点等如表5-1所示。

表5-1 常用胰岛素制剂特点、作用时间及用法

分类	部分商品名	特点	作用时间	基本用法
超短效胰岛素	诺和锐，优泌乐	起效快，达峰早，峰值集中，低血糖发生率低；可用于胰岛素泵和静脉注射治疗	注射后15分钟起作用，达峰时间为1～2小时，持续时间为3～4小时	按照医师医嘱剂量，餐时皮下注射；亦可用于胰岛素泵和静脉注射治疗

分类	部分商品名	特点	作用时间	基本用法
短效（正规胰岛素）	甘舒霖R，诺和灵R，优泌林R	起效快，达峰早，但较超短效胰岛素慢；可用于胰岛素泵和静脉注射	注射后30分钟起作用，达峰时间为2～4小时，持续时间为5～8小时	按照医师医嘱剂量，餐前30分钟皮下注射；亦可用于胰岛素泵和静脉注射治疗
中效（中性鱼精蛋白锌胰岛素）	甘舒霖N，诺和灵N，优泌林N	起效较慢，作用时间长	注射后2～4小时起效，达峰时间为6～12小时，持续时间为16～24小时	按照医师医嘱剂量，餐前或者睡前皮下注射
长效（鱼精蛋白锌胰岛素）	长秀霖，来得时，地特胰岛素	作用时间长，作用平稳，峰值不明显	注射后4～6小时起效，持续时间为24～36小时	按照医师医嘱剂量，餐前或者睡前皮下注射
预混（70%中效人胰岛素与30%人正规胰岛素混合制剂；或两者各半混合制剂）	甘舒霖30R、40R、50R，诺和灵30R、50R，优泌林70/30	起效快，达峰早，作用时间长	注射后30分钟起效，达峰时间为2～12小时，持续时间为18～24小时	按照医师医嘱剂量，餐前30分钟皮下注射
	诺和锐30R，优泌乐25R、50R	起效快，达峰早，作用时间长	注射15分钟内起效，达峰时间为1～2小时，持续时间为18～24小时	按照医师医嘱剂量，餐时皮下注射

三、胰岛素剂量的调整

对于初始剂量的确定，待 1 型糖尿病患者一日三餐的进食量确定后，使用胰岛素的用量要从小剂量开始。2 型糖尿病患者多是身体肥胖者，对胰岛素不敏感，甚至还有所抵抗，在胰岛素治疗时要严格控制饮食、体重，在此基础上根据血糖水平确定胰岛素的初始剂量。

◎ **根据患者血糖及尿糖情况，对胰岛素剂量进行调整的情况**

（1）单纯下午血糖、尿糖高，应该增加午餐前短效胰岛素的使用量；晚餐及夜间的血糖、尿糖高，应该增加晚餐前胰岛素的使用量，通常每次增加 2 个单位（U）；上午或下午的血糖、尿糖高，应增加早餐前普通胰岛素的用量。

（2）夜间的尿糖高、白天的尿糖低或忽高忽低，首先要确定晚餐后有无低血糖的出现，因为受进食和体内抗胰岛素物质增加的影响，低血糖后可引起高血糖和高尿糖。如果确定晚餐后没有低血糖反应，可在睡前加用 4 个单位短效胰岛素，并于睡前少量加餐；也可在晚餐前将 4 ~ 6 个单位的长效胰岛素和短效胰岛素混合使用。

（3）若早餐后血糖、尿糖高，上午 9 ~ 10 时后尿糖下降，可将普通胰岛素在早餐前 45 ~ 60 分钟皮下注射。若整个上午血糖和尿糖都高，普通胰岛素既要提前注射，也要加大剂量。

◎ **根据患者病情轻重，对胰岛素剂量进行调整的情况**

（1）病情较轻的患者　这类患者的胰岛分泌功能尚可满足身体的需要，但餐后胰岛的负担显著增加，显得胰岛素分泌不足，可用普通胰岛素在三餐前或早、晚餐前使用短效胰岛素，午餐前服用阿卡波糖（拜糖平）或格列吡嗪（美吡哒）。

（2）病情较重的患者　此类患者的胰岛分泌功能有限，只能满足空腹时的需要，要在三餐前注射短效胰岛素，且早餐前的量要大于晚餐前；也可以在早餐前使用短效和长效胰岛素的混合治疗[（2 ~ 4）：1]，晚餐前注射短效胰岛素。

（3）体内胰岛分泌功能几乎丧失者　胰岛素的注射剂量应从早餐前剂量最大，午餐剂量最小；或早、中餐前用短效胰岛素，晚餐前用普通胰岛素与长效胰岛素混合治疗［（2～4）∶1］。需要注意的是，长效胰岛素的使用量不宜超过6个单位，以免发生夜间低血糖。

四、胰岛素注射部位及注射方法

胰岛素可以注射在腹部、手臂上部及外侧、大腿前部及外侧、臀部。不同注射部位对胰岛素的吸收速度不同，吸收速度由快至慢分别为，腹部、手臂上部及外侧、大腿前部及外侧、臀部。如图5-1所示。

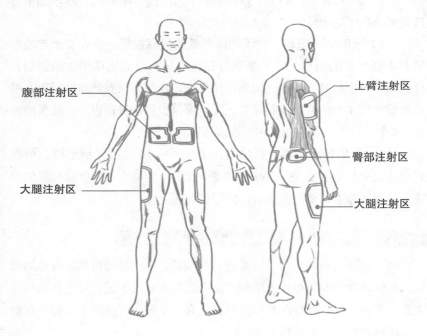

图 5-1　胰岛素注射部位

注射部位要换着注射，因为固定注射同一个地方，会引起皮下组织萎缩，吸收也不好。应有规律地轮换注射部位和区域，可按照左右对称轮换的原则。另外，不要在距脐部5厘米的范围内注射胰岛素。

由于肌肉层吸收快，易引起低血糖，因此胰岛素应注射在皮下组织层，而不是肌肉层。正确的注射方法是捏起皮肤注射，同时使用短而细的针头，如图5-1所示。儿童和消瘦的成年人以45°进针，注射时捏起皮肤；正常体重成年人垂直于皮肤进针，注射时轻捏起皮肤；肥胖的成年人垂直皮肤进针，注射大腿时轻捏皮肤，注射腹部时不捏起皮肤。

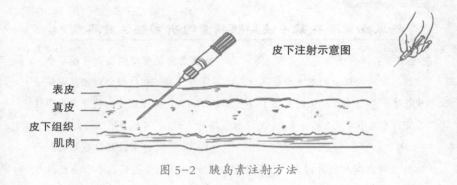

皮下注射示意图

表皮
真皮
皮下组织
肌肉

图 5-2 胰岛素注射方法

五、使用胰岛素的注意事项

为了使胰岛素发挥应有的作用，糖尿病患者在使用胰岛素时，应注意以下几个方面。

（1）注射冷藏在冰箱里的胰岛素时，最好先将其放在室温下回温，以免注射时不舒服。

（2）自行混合短效胰岛素与中长效胰岛素时，一定要先抽普通胰岛素，后抽中效胰岛素。否则，中效胰岛素会混入普通胰岛中，影响普通胰岛素的量，影响餐后血糖的控制。近年来，短效胰岛素已被制成中性，pH值在7.2 ~ 7.4，可以和其他任何胰岛素混合使用，以调整作用时间，达到灵活使用的目的。

（3）除短效胰岛素可以采取静脉注射或加入溶液中静脉滴注外，其他各类胰岛素只能皮下或肌肉注射。

（4）胰岛素制剂在高温环境下比较容易分解失效，故其需要保存在 10℃以下的环境中。

（5）高纯度胰岛素制剂中不含胰岛素原、胰升糖素、胰多肽、舒血管肠肽、生长抑素等激素和蛋白质，因此使出现皮下脂肪萎缩、皮肤过敏、胰岛素抵抗等副作用的概率明显降低。因高纯度胰岛素作用较强，故使用时剂量要适量地减少。

♥ 爱心小贴士

糖尿病患者在家中使用胰岛素时有哪些注意事项?

（1）胰岛素笔不要放入冰箱中存储　胰岛素笔中的胰岛素可能不会一次性用完，所以有的患者会将其放入冰箱保存，殊不知这样会对胰岛素笔造成损害。胰岛素在25℃的室温下也可保存4~6周，何况笔中的胰岛素会很快用完，患者不必担心其会变质。如果气温超过了30℃，可选择用低温袋保存。

（2）要了解在不同部位注射的起效时间　不同的注射部位会影响到药物的吸收速度和起效时间。吸收速度由快到慢分别是腹部、手臂上部及外侧、大腿前部及外侧、臀部。不同规格的胰岛素可在不同的部位注射，如短效胰岛素可由腹部注射，中效胰岛素可由大腿外侧注射。但也要有规律地更换注射部位，以免产生硬结。

（3）要预防低血糖的发生　胰岛素治疗中，患者常出现低血糖反应。进食少或不进食、运动量增加、胰岛素使用过量等，都会导致低血糖，从而出现心慌、出汗，甚至是精神错乱、抽搐和昏迷。因此，患者要了解各种胰岛素的作用和特点，及时做出各种应对。

（4）可采取以下措施，以减轻注射时的疼痛　①选择专用的胰岛素注射器，其针头细而利可减轻疼痛，针头变钝后要及时更换。②针头刺入皮肤的速度要快，速度越慢越疼痛。③冷藏胰岛素放至室温后再注射，温度低的胰岛素会引起疼痛。④注射时，注射部位要保持放松，并且要等消毒用的酒精都挥发完毕后再行注射，否则酒精被针头带到皮下，会引起疼痛。⑤每次注射时，与上次的注射部位保持几厘米的间距，且要避开感染处和皮下硬结。

六、胰岛素与口服降糖药的联合应用

◎ 磺脲类药物与胰岛素的联合应用

（1）作用机制 磺脲类药物可以刺激自身胰岛素的分泌，注射胰岛素可弥补患者自身胰岛素分泌的不足。二者联用可增加胰岛对磺脲类药物的反应，恢复胰岛 β 细胞的功能，消除高血糖的毒性作用。两药同时使用时，可减少胰岛素 30% 的用量。

（2）适应证 主要有两种，一是胰岛 β 细胞仍有部分分泌功能，且对磺脲类药物继发性失效的 2 型糖尿病患者；一是体型消瘦的 2 型糖尿病患者。

（3）治疗方案 磺脲类药物要在白天服用；胰岛素在睡前注射一次，类型为中效或长效型，最初的剂量可按每千克体重 0.2 个单位注射，按照需要可每 3 ～ 5 天上调 2 个单位，空腹血糖达到标准水平后，可停止加量。这一治疗方案不仅能控制夜间和空腹血糖，还能加强白天磺脲类药物的作用。

（4）注意事项 睡前注射胰岛素后要加餐；胰岛素剂量高于 24 个单位，但疗效不佳时，要使用胰岛素强化治疗；联合治疗 3 周后效果不佳，加用双胍类药仍无效时，也要采用胰岛素强化治疗。

◎ 双胍类药物与胰岛素的联合应用

（1）作用机制 二甲双胍可以减轻胰岛素抵抗，与胰岛素联用利于平稳控制血糖，可使胰岛素用量减少 25%，而且还可以避免因使用胰岛素引发的体重增加，及减少糖尿病患者心血管事件的发生率。

（2）适应证 发生磺脲类药物继发性失效的 2 型糖尿病患者；存在明显胰岛素抵抗的肥胖型 2 型糖尿病患者；胰岛素用量较大，但血糖波动明显，病情不稳定的 1 型糖尿病患者。

（3）治疗方案 ①餐中或餐后服用二甲双胍 0.25 ～ 0.5 克，2 ～ 3次／日；睡前注射胰岛素，从 6 ～ 10 个单位开始，逐渐增加剂量。要注意监测空腹和餐后的血糖，并根据血糖水平调整药物剂量，特别是胰岛素的用量。②二甲双胍的剂量不变,采用胰岛素强化治疗,这种方法适用于 1 型糖尿病患者。

(4)注意事项 1 型糖尿病患者联合使用这两种药物时,必须密切监测酮体,一旦酮体呈现阳性,就应该立即停用双胍类药;肝肾功能不全、心功能较弱、妊娠期妇女、重度消瘦、70 岁以上的患者不适宜采用这种联合用药。

◎ α-葡萄糖苷酶抑制药与胰岛素的联合应用

(1)作用机制 α-葡萄糖苷酶抑制药能降低餐后血糖,减轻餐后高胰岛素血症,且不刺激胰岛 β 细胞分泌胰岛素,对体重的影响较小。这两种药物联用,可减少胰岛素的用量,利于餐后血糖的控制,并避免了体重的增加。1 型糖尿病患者使用这两种药物,还可避免在下一餐前出现低血糖的情况。

(2)适应证 单用阿卡波糖(拜糖平),餐后血糖正常,但空腹血糖控制不好的 2 型糖尿病患者;餐后高血糖,磺脲类药物继发性失效的肥胖 2 型糖尿病患者;胰岛素使用量较大,餐后血糖又不易控制的 1 型糖尿病患者;轻度肝肾功能不全的糖尿病患者。

(3)治疗方案 ①2 型糖尿病患者白天口服 α-葡萄糖苷酶抑制药,以拜糖平为例,初始剂量为 50 毫克,每日 3 次,进餐时与第一口饭同食。根据血糖水平,拜糖平的剂量每次为 50 ~ 100 毫克,每日 3 次。胰岛素在睡前注射。②1 型糖尿病患者采用胰岛素强化治疗加用拜糖平。

(4)注意事项 妊娠期妇女和儿童不适宜采用本方案。另外,α-葡萄糖苷酶抑制药的降糖效果相对较弱,可根据患者的具体情况来使用。

◎ 噻唑烷二酮类药物与胰岛素的联合应用

(1)作用机制 噻唑烷二酮类药物能增强人体外周组织对胰岛素的敏感性,可显著改善胰岛素抵抗,减少 30% 左右的胰岛素使用量。且其不刺激胰岛素分泌,可保护胰岛 β 细胞功能,还可降低血浆游离脂肪酸水平。

（2）**适应证**　2型糖尿病磺脲类药物治疗中发生继发性失效，有明显胰岛素抵抗的患者。

（3）**治疗方案**　以罗格列酮为例，白天口服罗格列酮初始剂量是4毫克，每日1次，后根据患者血糖逐渐调整剂量，常用剂量为每日4～8毫克，每日1～2次。睡前注射1次中效型胰岛素。

（4）**注意事项**　①罗格列酮和吡格列酮作用发挥得较慢，通常2～3周开始发挥作用，3～6月的作用最大，因此要警惕低血糖的发生。②噻唑烷二酮类药物和胰岛素都可导致体重增加，两药合用时要特别注意控制饮食、监测体重。这两种药物也都能导致水钠潴留，老年人或心功能不全的糖尿病患者不宜使用。

胰岛素可根据临床需要与多种口服降糖药联合使用。联合治疗时，补充胰岛素剂量接近生理剂量时，说明患者的胰岛功能严重衰竭，应改用胰岛素代替治疗。

♥ 爱心小贴士

储存胰岛素有哪些注意事项？

（1）胰岛素要避免日晒，应在10℃以下保存，在2～8℃的冰箱冷藏室中可保持活性2～3年不变。

（2）胰岛素不能冷冻，温度过高或过低均可导致胰岛素失效。

（3）已经开封的胰岛素室温保存1个月后，剩余的部分应丢弃。

（4）注射胰岛素时，应将胰岛素放在温度不超过30℃并大于20℃的地方，但必须避开阳光，以防胰岛素失效。

第六章

调养 糖尿病的中医

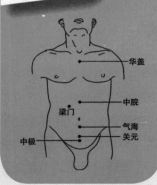

华盖

中脘

梁门

气海

关元

中极

一、手部按摩调养糖尿病机制

手为人体的一个重要组成部分，也是反映人体疾病的一个重要信息窗口，内脏有病，可以反映到手上。比如，肝硬化患者可出现肝掌，肺气肿以及肺心病患者可有杵状指，糖尿病患者可有手指或足趾坏疽等。由此可见，观手可以诊病。

手和内脏器官之间存在着联系。人体内脏与皮肤通过经络沟通。人体十二条经脉在手指甲旁有十个穴位，加上手中指末节尖端中央的中冲穴（双），合称为十二井穴，其能反映出各经脉之气血和相关脏腑的病变。十二经脉分手三阴经、足三阴经、手三阳经、足三阳经，它们对称地分布在身体左右两侧，各自有独立的循行路线，但它们又互相联系，共同维持机体的平衡。十二经脉中有六条经脉直接经过手部，即手三阳经、手三阴经，具体说就是手太阴肺经、手阳明大肠经、手厥阴心包经、手少阴心经、手少阳三焦经、手太阳小肠经，这六条经脉均源于手掌上，并且通过手指尖。

十二经脉不仅将内脏与体表联系起来，还是传输信息的通路。人体内脏有病时可以通过经络把信息送到手掌；相反，准确地、不断地对手部穴位进行适当的刺激，就可以借助经络逐渐改善和强化内脏的功能，预防和调养相关组织器官和脏腑的疾病。

通过手部按摩对糖尿病进行调养，主要是调节中枢神经系统的功能，通过神经-体液调节机制，激发体内分泌腺功能的活性，特别是胰岛功能的活性，使其分泌功能较大程度地恢复或完全恢复。穴位刺激对患病初期的糖尿病患者非常有效，每天持续不断地进行手部穴位刺激，可预防病况恶化。进行手部按摩一段时间后，甚至可以消除患者不舒服的症状，减轻并发症。

二、糖尿病手部按摩方法

◎ 有效穴位

选择曲池、手三里、劳宫、合谷、阳池等穴位。（如图 6-1 所示）

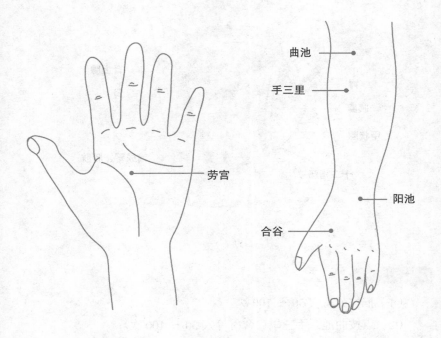

图 6-1　手部按摩穴位

◎ 有效反射区

推按或点揉胰腺、肾、垂体、肾上腺、腹腔神经丛、甲状腺、输尿管、膀胱、胃、十二指肠等反射区。（如图 6-2 所示）

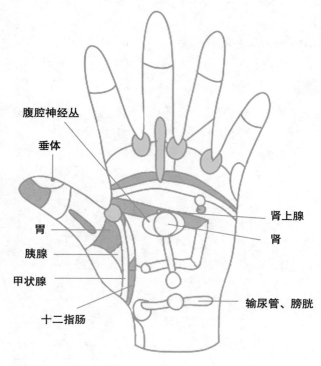

图 6-2　手部按摩反射区

◎ 按摩方法

（1）掐按劳宫穴 50 ～ 100 次。

（2）点按曲池、手三里、合谷等穴 50 ～ 100 次。

（3）重点掐按劳宫穴，可多掐按几次，因为此穴是治疗体内瘀血的特效穴，反复刺激此穴，可改善全身的血液循环。

（4）在胰腺、胃、垂体、肾、腹腔神经丛等反射区处点按 50 ～ 150 次，以稍有疼痛感为宜。

（5）在肾上腺、甲状腺、输尿管、膀胱、十二指肠等反射区推压 50 ～ 100 次，以有酸胀感为宜。

 ♥ 爱心小贴士

手部按摩时的掐法和点法具体怎么操作?

◎ 掐法

　　掐法，又称切法、爪法，是以指端甲缘重按穴位而不刺破皮肤的方法。（如图6-3所示）

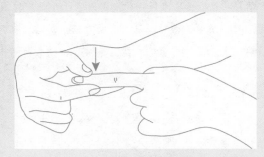

图6-3　掐法

　　【手法要领】强刺激按摩。用拇指指甲重掐穴位，将力量灌注于拇指指端，用力由轻到重，时间要短，避免掐破皮肤。指甲应光滑平整，用力平缓，逐渐用力，直至出现酸痛感。指甲切入需要到位，应在手穴区的皮肤与手骨之上切入半分钟后松开，半分钟后再重复一次，也可做快节奏掐动。

　　【注意事项】

　　（1）掐前要取准穴位。

　　（2）用力时应垂直向下，不可抠动，以免损伤治疗部位的皮肤。

　　（3）为了避免刺破皮肤，可在重掐部位上覆盖一层薄布。

　　（4）掐后可在治疗部位上用拇指螺纹面轻揉以缓解疼痛。

◎ 点法

　　点法是指以屈曲的指间关节突起部分为着力点，按压于某一手部穴区。（如图6-4所示）

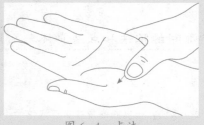

图6-4 点法

【手法要领】用拇指指端或屈指骨突部着力于手部穴位或病理反射区上，逐渐用力下按，用力要由轻到重，使刺激充分到达肌肉组织的深层，使患者有酸、麻、重、胀、走窜等感觉，持续数秒钟后渐渐放松，如此反复操作。

【注意事项】

（1）操作时用力不要过猛，不要滑动，应持续有力。

（2）点法接触面积小，刺激量大。

（3）点法常与按法结合使用，称为点按法。

（4）对年老体弱或年龄较小的患者，施力大小要适宜。

第二节　头部按摩

一、头部按摩调养糖尿病机制

　　头部按摩对糖尿病的调养主要是调节中枢神经系统的功能，通过神经－体液调节机制，激发体内分泌腺功能的活性，特别是胰岛分泌功能的活性，使其分泌功能趋向恢复。需要说明的是，头部按摩对糖尿病而言只是一种辅助的康复方法，不能完全替代药物治疗。

二、糖尿病头部按摩方法

◎ 有效穴位

经穴与经外奇穴：印堂、太阳、睛明、四白、风池等穴。（如图6-5所示）

耳穴：胰胆、神门、内分泌、皮质下、肺、胃、肾、肝、脾等穴。（如图6-6所示）

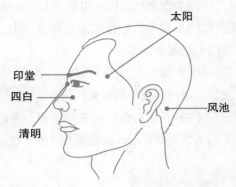

图6-5 头部按摩有效穴位

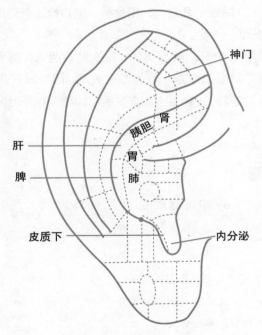

图6-6 耳部按摩有效穴位

◎ 头部按摩方法

（1）四指并拢分抹前额至头两侧，反复操作2分钟。

（2）食指指腹按揉印堂、太阳、睛明、四白穴各1分钟。

（3）双手拇指指端压在风池穴上，逐渐用力，按揉2分钟，以产生局部酸胀感为佳。

（4）拇指置于头顶前部，其余四指指端扫散头侧部，左右各30次，此法可用梳子梳头来代替。

（5）五指由前向后拿捏头顶，至后头部改为三指拿捏法，顺势由上向下拿捏颈项部，反复操作3～5次。

◎ 耳部按摩方法

（1）每次取2～4穴，将王不留行籽1粒，置于0.5厘米×0.5厘米的小方胶布上，贴敷于耳穴上，用食指、拇指捻压至酸沉麻木或疼痛为佳，每日按压3～5次。

（2）每次贴一侧耳，两耳交替，每次贴敷两天，每周贴敷2次，10次为1个调养周期，调养间隔为5～7天。因糖尿病患者皮肤破损不易愈合，所以按揉时应轻柔，如皮肤敏感应缩短贴压时间，以免损伤皮肤。

❤ 爱心小贴士

头部按摩时的常用操作方法

◎ 抹法

用单手或双手的指面、掌面紧贴于皮肤，作上下、左右单方向的直线或弧形曲线反复移动，称为抹法。（如图6-7所示）

【操作要领】临床上根据治疗部位的不同，又分为拇指抹法、四指抹法、掌抹法3种。操作时用力要轻而不

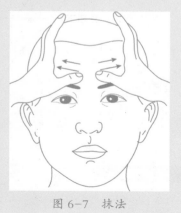

图6-7　抹法

浮，重而不滞。

◎ 揉法

　　用手指指腹、大鱼际或手掌根等部位着力，吸定于某一部位，作轻柔和缓的环旋揉动，使施治部位的皮下组织随着施治的指或掌转动的方法叫作揉法。多在疼痛部位或强手法后应用。（如图6-8所示）

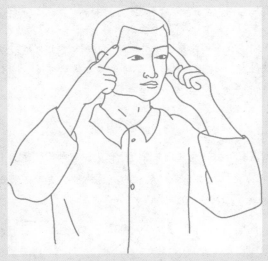

图 6-8　揉法

　　【操作要领】以指揉为例，医者多用拇指指腹吸定皮肤或穴位，施以旋转回环的连续动作，着力均匀持续而轻柔。临床又有单指、双指、三指和五指揉法之说。

◎ 按法

　　按法是用拇指或掌根等部位按压体表一定的部位或穴位，逐渐用力，深压捻动。操作时以拇指端或指腹按压体表者，称为指按法；以掌按压体表者，称为掌按法。（如图6-9所示）

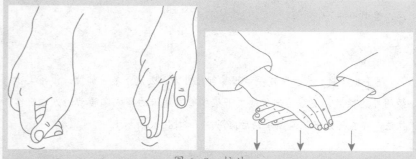

图 6-9　按法

【操作要领】在头部按摩中多用指按法。按法操作时着力部位要紧贴体表，不可移动，用力要由轻到重，不可用暴力猛然按压。按法在临床上常与揉法结合使用，组成"按揉"复合手法。

◎ 扫散法

扫散法指医者用拇指或掌根部着力于体表，腕部作快速的上下、左右摆动推进的一种方法。此法系强刺激后的一种放松手法。临床分指扫散法和掌扫散法两种。（如图6-10所示）

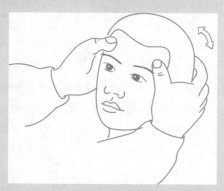

图 6-10　头部指扫散法

【操作要领】双手拇指伸直，指腹或掌根部紧贴治疗部位，余四指略屈曲呈扇形分开，拇指引路，余四指或掌根部随腕关节摆动，速度由慢渐快向前推进，用力要均匀柔和，动作要自如连贯。

第三节　足部按摩

一、足部按摩调养糖尿病机制

中医经络学说认为，人体存在着一个经络系统，它可以运行气血，经络中的经气对人体有调和气血和营养全身的功效。经络同心、肝、脾、肺、肾、心包、小肠、大肠、胆、胃、膀胱等都有直接联系。人的双脚是人体经络循环中不可分割的一个重要组成部分，人体的五脏六腑在脚上都有相应的"穴区"，因此脚为足三阴经（肝、脾、肾）之始，又是足三阳经（胆、胃、膀胱）之终。在足踝部以下有近70个穴位、60多个反射区，这些经穴与反射区利用经络的沟通，将全身的"信息"汇集于足部。足部的穴位通过行走时同鞋底摩擦，影响心、肝、肺、肾及消化、呼吸、循环、内分泌等各系统功能的正常发挥。足底的涌泉穴为足少阴肾经的井穴，也正好是人体脚部的"黄金点"，为调整人体整体功能状态的最佳作用点，对全身具有良好的调整作用。刺激人体经络系统可以调理脏腑、平衡阴阳、扶正祛邪，从而达到预防与调养疾病的目的。

足部按摩对糖尿病的调养主要是调节中枢神经系统的功能，通过神经－体液调节机制，激发体内分泌腺功能的活性，特别是胰岛分泌功能的活性，使其分泌功能部分恢复或完全恢复。运用足部按摩方法对糖尿病进行调养的患者多数是轻型或中型的，重型的较少。坚持长期使用都可取得较为满意的效果。

二、糖尿病足部按摩方法

◎ 有效反射区

肺及支气管、肾、脑垂体、胰腺、肾上腺、腹腔神经丛、甲状腺、输尿管、胃、十二指肠、大肠、小肠等反射区。（如图 6-11 所示）

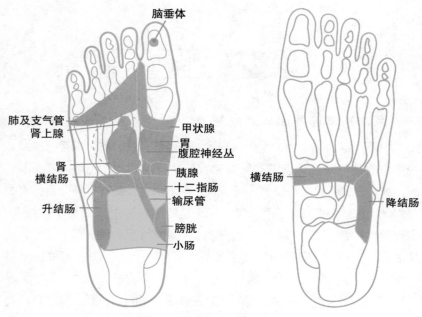

图 6-11　糖尿病足部反射区

◎ 按摩方法

（1）用单指叩拳法推压肾上腺、肺及支气管、甲状腺、输尿管、膀胱、各肠反射区，各 50 ~ 100 次，以有酸胀感为宜。

（2）用单指叩拳法点按胰腺、胃、脑垂体、肾、腹腔神经丛反射区，各 50 ~ 100 次，以稍有疼痛感为宜。

♥ 爱心小贴士

足部按摩时的单指叩拳法具体怎么操作？

◎ 单指叩拳法

【操作手法】操作者一手持脚，另一手握拳，以食指第一、二指关节屈曲90°，其余四指握拳，以中指及拇指为基垫于食指之第一关节处固定。

（如图6-12所示）

【着力点】在食指第一指尖关节。

【施力处】为手腕、拳头。

【适用反射区】脑、额窦、眼、耳、斜方肌、肺、胃、十二指肠、胰腺、肝、胆囊、肾上腺、肾、输尿管、膀胱、腹腔神经丛、大肠、心、脾、生殖腺。

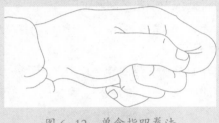

图6-12　单食指叩拳法

第四节　刮痧

一、刮痧调养糖尿病机制

人体皮肤富有大量的血管、淋巴管、汗腺以及皮脂腺，它们参与机体的代谢过程，并有调节体内温度、保护皮下组织不受伤害的功能。

刮痧的机械作用可以使皮下充血、毛细孔扩张，秽浊之气由里出表，体内邪气宣泄，将阻经滞络的病源呈现于体表，使全身血脉畅通、汗腺充溢，从而达到开泄腠理，使痧毒从汗而解的疗效。同时，它可以使皮脂分泌通畅，皮肤柔润而富有光泽，肤色红润，皱纹减少；还可以使脂肪减少，加快代谢助于减肥。

此外，刮痧术通过经络腧穴刺激血管，使人体周身气血迅速得以畅通，病变器官及受损伤的细胞得到营养和氧气的补充，气血周流，通达五脏六腑，平衡阴阳，可以产生正本清源、恢复人体自身愈病能力的作用。刮痧方法借助刺激经络腧穴对神经系统产生了良性的物理刺激，其作用是通过神经系统的反射活动而实现的。借助刮痧手法刺激有关的经络腧穴，反射性地调节自主神经的功能，能够促进患者的胃肠蠕动，提高其肠胃的吸收能力；刮痧能够促进正常免疫细胞的生长、发育，提高其活性；刮痧还对消除疲劳、增强体力有一定作用。

刮痧是轻症糖尿病调养的辅助方法之一，需配合适当的药物治疗同时进行。糖尿病患者抵抗力较差，刮痧时应严格消毒，防止感染。

二、刮痧的补泻手法

刮痧的补泻手法有补法、泻法和平补平泻法。补泻作用取决于刮拭力量的轻重、速度的缓急、时间的长短、刮拭的方向等诸多因素。选择痧痕点个数少者为补法，选择痧痕点个数多者为泻法。刮拭的方向顺经脉运行方向者为补法，刮拭的方向逆经脉运行方向者为泻法。刮痧后加温灸者为补法，刮痧后加拔罐者为泻法。

◎ 补法

补法是刮痧方法对糖尿病进行调养的基本手法，也是常用手法。

（1）特点　按压力度小，速度较慢，刺激时间较长。

（2）功能　激发人体的正气，使衰退的功能恢复旺盛。

（3）应用　主要适用于体质稍差的 2 型糖尿病患者。

◎ 泻法

（1）特点　按压力度大，速度较快，刺激时间较短。

（2）功能　疏泄病邪，抑制功能亢进。

（3）应用　适用于年轻力壮、新病急病和体形壮实的患者。

◎ 平补平泻法

平补平泻法也称平刮法，介于补法和泻法之间。常用于日常保健和虚实两证兼具的患者，应用时应根据患者的病情和体质灵活选择。该法有以下 3 种刮拭手法：

    （1）按压力度大，速度较慢。

    （2）按压力度小，速度较快。

    （3）按压力度中等，速度适中。

    其中，第 3 种手法常被用于正常人保健或体质较好的 2 型糖尿病患者。

三、糖尿病刮痧方法

◎ 有效穴位

    大椎、肺俞、肝俞、脾俞、肾俞、命门、中脘、关元、曲池、太渊、鱼际、合谷、足三里、三阴交、内庭、太溪、太冲等穴。（如图6-13 所示）

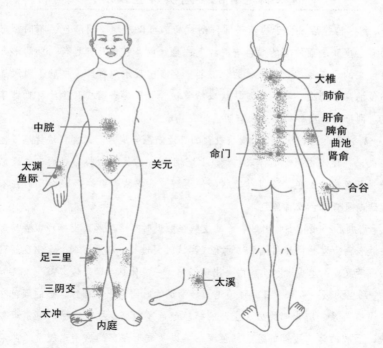

图 6-13　刮痧穴位

◎ 刮痧方法

（1）取俯卧位，刮拭背部大椎、肺俞、肝俞、脾俞、肾俞、命门等穴，以出痧为度。

（2）取仰卧位，由中脘穴刮至关元穴，以出痧为度。

（3）选择刮板的一角，用刮板按合谷穴、曲池穴，做柔和的旋转动作30次。

（4）用长刮法刮拭太渊穴、鱼际穴，以出痧为度。

（5）选择刮板的一角，刮拭足三里、三阴交、内庭、太溪、太冲等穴，以出痧为度。

❤ 爱心小贴士

糖尿病患者刮痧后有哪些反应？

刮痧治疗后，由于病情不同，刮拭局部可以出现不同颜色、不同形态的痧。皮肤表面的痧的颜色有鲜红色、暗红色、紫色及青黑色。痧的形态有散在的、密集的及斑块状的。湿邪重者多出现水疱样痧。皮肤下面深层部位的痧多为大小不一的包块状或结节状。深层痧表面皮肤隐约可见青紫色。刮痧时，出痧局部皮肤有明显的发热感。

刮痧后大约半个小时，皮肤表面的痧逐渐融合成片。深部包块样痧慢慢消失，并逐渐由深部向体表扩散。12个小时左右，包块样痧表面皮肤逐渐呈青紫色或青黑色。深部结节状痧消退缓慢，皮肤表面的痧12个小时左右也逐渐呈青紫色或青黑色。

刮痧后24～48小时出痧表面的皮肤在触摸时有疼痛感，出痧严重者局部皮肤表面微发热。如刮拭手法过重或刮拭时间过长，体质虚弱者会出现暂时的疲劳反应，严重者24小时内会出现低热，一般休息后即可恢复。

刮出的痧一般5～7日即可消退。痧消退的时间与出痧部位、痧的颜色和深浅有关系。胸背部的痧、上肢的痧、颜色浅的痧及皮肤表面的痧消退较快，下肢的痧、腹部的痧、颜色深的痧以及皮下深部的痧消退较慢。阴经所出的痧较阳经所出的痧消退得慢，慢者一般延迟到2周左右消退。

刮痧都有哪些注意事项？

◎ 刮痧操作前

（1）刮痧应选在宽敞明亮的室内，施术时应注意避风、保暖，若室温较低，则应少暴露部位。夏季不可在电扇前或有过堂风处刮痧，冬季应避寒冷和风口。

（2）检查刮痧器具是否有损伤，并对其进行清洁和消毒，施术者的双手也应保持清洁。

（3）患者选择舒适的刮痧体位，充分暴露刮痧部位的皮肤，并擦洗干净。

◎ 刮痧操作时

（1）刮痧时，应注意基本操作，特别是手持刮板的方法。调养时刮板厚的一面对手掌，保健时刮板薄的一面对手掌。

（2）刮痧时，应找准敏感点（或得气点），这种敏感点因人或病情而异。此外，还应保持用力均匀并掌握正确的补泻手法，刮痧的力度因人或病情而异。

（3）刮痧部位应根据病情来选择，一般情况下，每个部位可刮2~4条或4~8条血痕，每条血痕长6~9厘米。按部位不同，血痕可刮成直条形或弧形。前一次刮痧部位的痧斑未退之前，不可在原处进行再次刮拭出痧。

（4）用泻法或平补平泻法进行刮痧，每个部位一般应刮3~5分钟；用补法进行刮痧，每个部位一般应刮5~10分钟。夏季室温过高时，应严格控制刮痧时间。对于保健刮痧，并无严格的时间限制，自我感觉良好即可。再次刮痧时间需间隔3~6日，以皮肤上痧退为标准。

（5）刮痧过程中应一边刮拭一边观察患者的反应变化，并不时与患者交谈，以免出现晕刮情况。如遇晕刮者，应立即停止刮痧，嘱其平卧，休息片刻，并饮热糖水，一般会很快好转。若不奏效，可采用刮百会、内关、涌泉等穴位以急救。

（6）刮痧时，出痧多少受多种因素影响，不可片面追求出痧。一般而言，虚证、寒证出痧较少，实证、热证出痧较多；服药多者特别是服用激素类药物者，不易出痧；肥胖的人和肌肉丰满的人不易出痧；阴经较阳经难出痧；室温过低不易出痧。出痧多少与调养效果不完全成正比，只要掌握正确的刮拭方法和部位，就有调养效果。

◎ 刮痧操作后

（1）刮痧后应喝些热水，最好为淡糖水、淡盐水或姜汤。

（2）刮痧后不可马上洗澡，应在3小时后，皮肤毛孔闭合恢复原状后方可入浴。

第五节　拔　罐

一、拔罐调养糖尿病机制

拔罐对调养糖尿病有显著的效果，主要体现在以下 3 个方面：

◎ 机械刺激作用

拔罐是借助排气造成罐内负压，罐缘得以紧紧附着于皮肤表面，牵拉神经、肌肉、血管以及皮下的腺体，引起一系列神经内分泌反应，从而调节血管舒缩功能和血管的通透性，起到改善局部血液循环的作用。而糖尿病及其并发症主要是由于高血糖对血管的损伤和神经的损伤，造成血循环不畅，引起组织器官缺血性坏死。拔罐的机械刺激作用通过改善糖尿病患者的血液循环，从而有效地控制了糖尿病及其并发症的发生与发展。

◎ 负压作用

拔罐中负压产生的强大吸拔力可以使汗毛孔充分张开，汗腺与皮脂腺的功能受到刺激而加强，皮肤表层衰老细胞脱落，加速体内的毒素及废物的排出。拔罐的负压作用也可使局部毛细血管通透性发生变化，导致毛细血管破裂，少量血液进入组织间隙，从而导致瘀血；若红细胞受到破坏，血红蛋白释出，也可出现溶血现象。红细胞中血红蛋白的释放对机体是一种良性刺激，它可以借助神经系统对组织器官的功能进行双向调节，同时促进白细胞的吞噬作用，提高皮肤对外界变化的敏感性及耐受力，从而使糖尿病患者的免疫力增强。

◎ 温热作用

拔罐局部的温热作用不仅可以使血管扩张、血流量增加，而且可增强血管壁的通透性和细胞的吞噬能力。拔罐处血管紧张度和黏膜渗透性的改变，使淋巴循环加速、吞噬作用加强，对感染性病灶无疑形成了一个抗生物性病因的良好环境，对于糖尿病的治疗可以起到一定的帮助作用。

拔罐主要适用于病程较短、病情较轻的 1 型糖尿病患者，对降低空腹血糖有明显效果。配合饮食调养和运动调养，则效果更佳。

二、糖尿病拔罐方法

◎ 单纯拔罐法（一）

【穴位选配】 肺俞、脾俞、三焦俞、肾俞、足三里、三阴交、太溪等穴。（如图 6-14 所示）

【拔罐方法】 采用闪火法将罐吸拔在穴位上，留罐 10 分钟，每日 1 次。

◎ 单纯拔罐法（二）

【穴位选配】 肾俞、肺俞、胃俞、大肠俞、阳池等穴。（如图 6-14 所示）

【拔罐方法】 用闪火法将罐吸拔在穴位上，留罐 15 ~ 20 分钟。每次选一侧穴位，每日 1 次，10 次为 1 个调养周期。

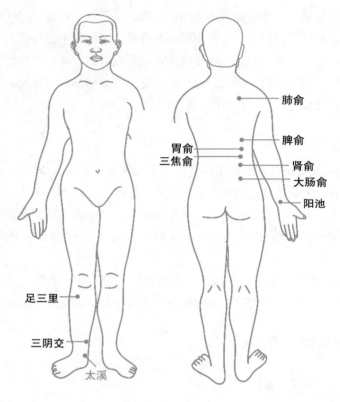

肺俞

脾俞

胃俞
三焦俞

肾俞

大肠俞

阳池

足三里

三阴交

太溪

图 6-14　拔罐穴位

❤ 爱心小贴士

拔罐都有哪些注意事项？

（1）拔罐对降低空腹血糖有明显效果，但拔罐时要避免皮肤烫伤或破溃，杜绝感染。拔罐期间还要按照规定进食，限制饮食，多食蔬菜、豆制品及蛋白质、脂肪类食物。

（2）糖尿病患者忌皮肤感染，当糖尿病合并高热、血小板减少、血友病、身体衰竭、白血病、全身性水肿、肺结核、皮肤病、过度疲劳、过饥过饱时，以及孕妇的腰骶部和腹部等，应该禁止使用拔罐方法。

（3）拔罐时，室内须保持温暖，避开风口，避免受凉。拔罐的基本要求是稳、准、快，吸拔力的大小和扣罐的时机、速度、罐具大小和深度以及罐内温度等因素有关。在火力旺时扣罐，扣罐快、罐具深而大以及罐内温度高，则吸拔力大；反之则小。可根据需要灵活掌握，吸拔力不足则重新拔，吸拔力过大可以重新拔或按照起罐法稍微放进一些空气。

（4）对于初次拔罐及体弱、紧张、年老等易发生意外反应的患者，宜采取卧位，并且选用小罐具，且拔罐数目要少。

（5）在拔罐期间应注意询问糖尿病患者的感觉，观察患者的局部及全身反应。患者感觉拔罐部位发热、发紧、发酸、温暖舒适、凉气外出、嗜睡，为正常得气现象；如果感觉紧、痛较明显或灼热，应及时取下；拔罐后无感觉，为吸拔力不足，应重拔。患者如果有晕罐征兆，即出现如头晕、恶心、面色苍白、四肢厥冷、呼吸急促、脉细数等症状时，应及时取下罐具，使患者平卧，取头低脚高位。症状轻者可以喝些开水，静卧片刻即可恢复；重者（如血压下降过低、呼吸困难等）可用卧龙散或者通关散少许吹入鼻中，取嚏数次后通常可恢复；也可针刺百会、人中、少商以及合谷等穴，或重灸关元、气海、百会等穴。

（6）拔罐以肌肉丰满、皮下组织丰富及毛发较少的部位为宜。皮薄肉浅、五官七窍等不宜拔罐。前1次拔罐部位的罐斑未消退之前，不宜再在原处拔罐。拔罐部位肌肉厚，如臀部、大腿部，拔罐时间可略长；拔罐部位肌肉稍薄，如头部、胸部，拔罐时间宜短。气候寒冷，拔罐时间可适当延长；天热时则相应缩短。

（7）拔罐时，患者不要移动体位，以免罐具脱落；拔罐数目多时，罐具间的距离不宜太近，以免罐具牵拉皮肤产生疼痛或因罐具间互相挤压而脱落。

（8）拔罐后若出现小水疱，可不做处理，注意防止擦破，任其自然吸收；也可用酒精消毒后，敷盖消毒干敷料。

第六节　艾　灸

一、艾灸调养糖尿病机制

所谓艾灸(也叫灸法)是指用艾绒或艾炷在体表的某些穴位上烧灼、温熨，使得艾火的温和热力及药物的作用，通过经络的传导在人体产生温经散寒、活血通络、消瘀散结的功效。

艾灸可以达到温经散寒、消瘀散结、扶阳固脱、防病保健的功效，同时能够调整脏腑组织功能，促进体内新陈代谢，促进血液循环，增强红、白细胞的功能及吞噬细胞的吞噬功能，提高机体的免疫功能，从而增加机体的抗病能力。此外，艾灸对神经系统具有调节的功效，在中枢神经系统和大脑皮层的兴奋或抑制过度增强时，艾灸可以使其恢复正常；艾灸还具有调整各种分泌腺的作用，如在病理状态下，艾灸对胰腺的分泌可起到调节作用，使胰腺的分泌功能趋向正常，从而有利于糖尿病患者更好地控制血糖水平。

艾灸利用火力、药力透达快，直接作用于病灶，并由表及里达到标本兼治的目的。现代科学研究发现，艾灸可以提高局部气血流量，升高局部温度，缓解局部痉挛症状；可以调整机体的免疫能力、内分泌功能和自主神经功能，恢复失衡机体，艾叶中所含有的多种药物成分和强烈的挥发性物质，可在燃烧时透入人体或者吸入体内，起到温经活络、行气活血、祛湿散寒的效果；艾灸能够提高白细胞及淋巴细胞的活动率，增强人体细胞和体液免疫能力；艾灸还可以刺激人体体液发生改变，有增强肾上腺皮质激素分泌及胸腺细胞活力的作用；此外，艾灸还具有增加心脏搏动量，强心抗休克的作用。

二、常用的艾灸方法

◎ **直接灸**

直接灸是把大小适宜的艾炷直接放于皮肤上施灸的方法。如果施灸时需将皮肤烧伤化脓，愈后留有瘢痕者，称为瘢痕灸。若不使皮肤烧伤化脓，不留瘢痕者，叫作无瘢痕灸。

（1）瘢痕灸　在施灸时先将所灸腧穴部位涂以少量的大蒜汁，以增加黏附及刺激作用，然后将大小适宜的艾炷置于腧穴上，用火点燃艾炷施灸。施灸时因为火烧灼皮肤，所以可产生剧痛，此时可以用手在施灸腧穴周围轻轻拍打，来使疼痛缓解。在正常情况下，灸后1周左右施灸部位化脓形成灸疮，5～6周灸疮就会自行痊愈，结痂脱落后留下瘢痕。

（2）无瘢痕灸　在施灸时先在所灸腧穴部位涂以少量的凡士林，以使艾炷便于黏附，然后将大小适宜的艾炷置于腧穴上点燃施灸。通常应灸至局部皮肤红润而不起泡为度。因其皮肤没有灼伤，所以灸后不化脓，不留瘢痕。

◎ **间接灸**

间接灸是通过药物将艾炷与施灸腧穴部位的皮肤隔开进行施灸的方法。比如隔姜灸及隔盐灸等。

（1）隔姜灸　把鲜姜切成直径为2～3厘米、厚为0.2～0.3厘米的薄片，中间以针灸数孔，然后将姜片放在应灸的腧穴部位或患处，再将艾炷放在姜片上点燃施灸。当艾炷燃尽，易炷再灸，直至将所规定的壮数灸完，以使皮肤红润而不起泡为度。

（2）隔蒜灸　将鲜大蒜头切成厚0.2～0.3厘米的薄片，中间以针灸数孔，然后放在应灸腧穴或患处，然后把艾炷放在蒜片上点燃施灸。待艾炷燃尽，易炷再灸，直至灸完规定的壮数。

（3）隔盐灸　将纯净的食盐填敷于脐部，或在盐上再置一薄姜片，上置大艾炷施灸。通常可连续灸3～5壮，以有温热感为宜。

◎ 药条灸

将肉桂、干姜、丁香、木香、独活、细辛、雄黄、白芷、苍术、没药、乳香、川椒各等量的细末6克，渗入艾绒中制成药条。施灸的方法分温和灸与雀啄灸。药条灸的作用要大于单独的艾条，通常用于体质虚寒严重者。

（1）温和灸　施灸时，将艾条的一端点燃对准应灸的腧穴部位或者患处，在距皮肤2～3厘米处进行熏烤。熏烤以使患者局部有温热感而没有灼痛感为宜，一般每处5～7分钟，至皮肤红润为度。

（2）雀啄灸　施灸时，艾条点燃的一端与施灸部位的皮肤并不固定在一定距离，而是像鸟雀啄食一样，一上一下活动地施灸。另外，也可以均匀地上下或左右方向移动，或作反复地旋转施灸。

◎ 温针灸

温针灸是针灸和艾灸结合应用的一种方法，适用于既需要针灸又要施艾灸的病症。操作时，把针刺入腧穴得气后，给予适当补泻手法而留针，随即将纯净细软的艾绒捏在针尾上，或用一段长约2厘米的艾条插于针柄上点燃施灸，使热力通过金属针传入体内，达到增加温热刺激的效果。当艾绒或艾条烧完之后，除去灰烬，取出针。

三、糖尿病艾灸方法

◎ 有效穴位

【穴位选配】　足三里、中脘、气海、关元、肺俞、肾俞、膈俞、大椎、肝俞、脊中、命门、脾俞、身柱、华盖、梁门、行间、中极等穴。（如图6-15所示）

【随症加减】　上消证，加灸内关、鱼际、少府等穴；中消证，加灸脾俞、大都等穴；下消证，加灸涌泉、然谷等穴。（如图6-16所示）

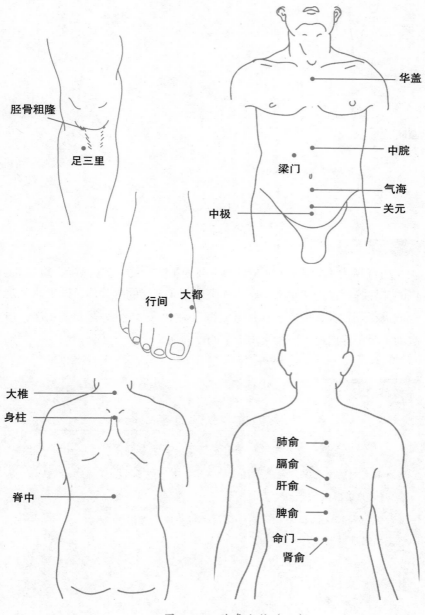

图 6-15 艾灸穴位（一）

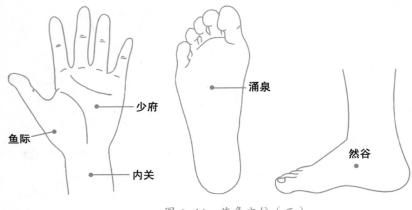

图 6-16　艾灸穴位（二）

◎ 艾灸方法

　　用直径为 1.3 厘米～ 1.5 厘米、高为 1.8 厘米～ 2.5 厘米、重约 0.6 克的艾炷，直径为 2 厘米、厚为 3 毫米～ 4 毫米的鲜姜片，以上述主穴轮流进行隔姜灸，配穴随症加减。每穴灸 10 ～ 15 壮，隔日灸 1 次，15 次为 1 个调养周期，一般连用 2 个调养周期。

❤ 爱心小贴士

艾灸都有哪些注意事项？

　　（1）施灸前，要让患者处于舒适的体位。艾灸时，以皮肤红润有温热感或微有灼热感为度，避免因离皮肤太近、时间过长而引起烫伤。

　　（2）室内空气要清新，温度适中，注意保暖和防暑。因施灸时要暴露部分体表部位，故在冬季要保暖，在夏天高温时要防中暑。同时，还要注意室内温度的调节及开换气扇，使空气流通。

　　（3）艾灸操作的原则是先背部后腹部，先上部后下部，先头部后四肢，不可违反此原则。

　　（4）在施灸的过程中，患者有可能出现头晕、眼花、恶心、面色苍白、心慌以及汗出等，甚至发生晕倒。出现晕灸之后，要立即停灸，并使患者躺下静卧，再温和灸足三里10分钟左右即可缓解。

（5）操作过程中如出现小水泡，注意不要擦破，要使其自然吸收。如果水泡较大，可用已消毒的针刺破，放出水液，再用无菌纱布包扎，待其自然恢复或请医生处理。如有化脓灸者，在灸疮化脓期间，要注意适当休息，加强营养，保持局部皮肤清洁，并可用敷料保护灸疮，以防污染，待其自然愈合。如处理不当，灸疮脓液呈黄绿色或有渗血现象者，可用消炎药膏或玉红膏涂敷。

（6）艾炷、艾条用完后一定要完全熄灭，确保不复燃。艾极易复燃，应熄灭后单独放置于密闭的玻璃瓶内，一定要注意防火。

第七节　足　浴

一、足浴调养糖尿病机制

足浴是指每晚临睡前坚持用热水泡脚，是一种简单易行的健身方法。足浴对预防及调养糖尿病足有非常重要的意义。经常进行足浴能使足部温度升高，促进局部毛细血管扩张，减少酸性代谢产物在足部的积累，加速血液循环，预防和消除足部的酸痛和肿胀，消除疲劳。同时，足浴还可以对四肢末梢神经系统产生一种良性、温和的刺激，有利于预防与调养肢端末梢神经病变。另外，在足底部有个重要的保健穴位叫涌泉穴；在足内侧，内踝后方有个穴位叫太溪穴；在足内侧缘，足舟骨粗隆下方赤白肉交际处有一个穴位叫然谷穴，在进行足浴的同时，注意按摩这三个穴位，对于强壮身体、降低血糖有重要作用。

实践表明，足浴可预防及调养糖尿病。特别需要注意的是，足浴必须持之以恒才能产生预期效果。

二、足浴降糖验方

◎ 桂枝丹参水

【材料】 桂枝 50 克，制附片 50 克，丹参 50 克，忍冬藤 50 克，生黄芪 60 克，乳香 20 克，没药 20 克。

【做法】 将上述材料加清水适量，煎煮 30 分钟后去渣取汁，与 2000 毫升开水一起倒入盆中。

【用法】 先熏蒸，待温度适宜时泡洗双脚。每日 1 次，每次熏泡 40 分钟，30 天为 1 个调养周期。

【功效】 温阳通络，活血化瘀，发表散寒，止痛生肌。

◎ 黄芪伸筋草水

【材料】 黄芪 30 克，鸡血藤 25 克，威灵仙 25 克，伸筋草 25 克，当归 20 克，白芍 20 克，独活 20 克，桑寄生 20 克，红花 15 克，牛膝 15 克，桂枝 15 克，木瓜 15 克。

【做法】 将上述材料加清水适量浸泡 10 分钟后水煎取汁 3000 毫升，放入脚盆中。

【用法】 先熏患肢，待温度适宜时洗浴患处，并同时用柔软的纱布自上而下外洗并按摩患处。每日 2 次，每次 1 小时，每份材料用 2 天，7 份为 1 个调养周期，连续使用 2 个调养周期。

【功效】 补益气血，滋养肝肾，祛风除湿，通络止痛。

◎ 蛇床子汤

【材料】 蛇床子 50 克，苦参 40 克，龙胆草 40 克，猪胆 2 枚，白矾 20 克。

【做法】 将上述材料加入适量清水浸泡 5 ～ 10 分钟，水煎取汁后再加 2 枚猪胆的胆汁拌匀。

【用法】 先熏蒸患处，待药液温度适宜时再进行足浴。每日 2 次，每份用 2 天。

【功效】　清热燥湿，祛风止痒。

◎ 苦参蛇床子水

【材料】　苦参 30 克，蛇床子 30 克，白鲜皮 30 克，煅白矾 30 克，金银花 30 克，土茯苓 30 克，川椒 15 克，苍术 15 克，黄精 15 克，天花粉 15 克，防风 15 克，红紫草 10 克，紫苏叶 10 克。

【做法】　将诸材料加清水适量，浸泡 10 分钟后水煎取汁，放入浴盆中。

【用法】　趁热先熏蒸，待温度适宜时足浴。每日 2 次，每次 40 分钟，每日 1 份，连续 10 天为 1 个调养周期。

【功效】　祛风止痒。

◎ 元胡川芎汤

【材料】　元胡 25 克，川芎 20 克，桃仁 10 克，甘草 10 克。

【做法】　将上述材料拣净、研磨成末，放入足浴盆中用沸水冲开。

【用法】　先熏蒸，待温度适宜后足浴。每日 2 次，每次 15～30 分钟。

【功效】　通络止痛，温阳活血。

◎ 黄芪党参水

【材料】　黄芪 45 克，党参 15 克，苍术 15 克，山药 15 克，玄参 15 克，麦冬 15 克，五味子 15 克，生地黄 15 克，熟地黄 15 克，牡蛎 15 克。

【做法】　将上述材料加清水 2000 毫升，煎至水剩 1500 毫升时澄出药液，倒入脚盆中。

【用法】　先熏蒸，待温度适宜时泡洗双脚。每晚临睡前泡洗 1 次，每次 40 分钟，20 天为 1 个调养周期。

【功效】　益气养血，补气温阳。

足浴都有哪些注意事项？

（1）足浴时水温不要超过40℃。糖尿病患者由于末梢神经病变，故对温度感知力下降，水温过高容易出现烫伤的现象。

（2）泡脚时间每次不要超过20分钟。糖尿病患者皮肤脆性较大，长时间热水浸泡后容易脱皮，易引发皮肤感染。

（3）足部有伤不要泡脚。糖尿病患者脚部皮肤出现外伤、破裂时不要泡脚，否则也易导致皮肤感染而导致严重的后果。

（4）不要使用机械按摩。不要使用电子泡脚盆的按摩功能，以免齿轮类的按摩器具损伤患者的皮肤。

（5）用中药泡脚时不要用铝质等金属盆。因金属盆中的化学成分不稳定，容易与中药中的鞣酸发生反应，生成有害物质。

第八节　贴　敷

一、贴敷调养糖尿病机制

贴敷法是中医独特的疗法之一，它是以中医基本理论为指导，将中草药制剂贴敷于相关穴位及病变局部的治病方法。贴敷法通过药物直接作用于患处，并通过透皮吸收，使局部药物浓度明显高于其他部位，作用较为直接，直达病所，作用较强。同时，因药物贴敷于体表，可以随时观察、了解病情变化，并随时加减更换，故很少发生副作用，具有稳定可靠的特点。因此，贴敷法从古至今深受医者和广大民众的喜爱。

二、贴敷方法

（1）根据所选穴位，采取适当体位，使药物能敷贴稳妥。贴药前，定准穴位，用温水将局部洗净或用乙醇棉球擦净后敷药。

（2）对于所敷之药，无论是糊剂、膏剂或捣烂的鲜品，均应将其很好地固定，以免移动或脱落，可直接用胶布固定，也可先将纱布或保鲜膜覆盖其上，再用胶布固定。

（3）一般情况下，刺激性小的药物每隔1～3天更换1次，不需溶剂调和的药物可适当延长至5～7天更换；刺激性大的药物应视患者的反应和发泡程度确定贴敷时间，数分钟至数小时不等，如需再贴敷，应待局部皮肤基本恢复后再贴敷。

三、糖尿病贴敷方

◎ 脐腰康复治疗带

【组成】

（1）脐部康复带：太子参30克，丹参30克，生地黄30克，山茱萸10克，玄参10克，菟丝子10克，黄连10克，黄芩10克，黄芪30克，山药15克，苍术10克。

（2）腰部康复带：熟地黄15克，太子参15克，枸杞15克，茯苓10克，泽泻10克，山茱萸10克，附子10克，鹿角10克，干姜10克。

【用法】 将上述材料分别研成细末，每次分别取适量细末（或加入二甲双胍40毫克研匀）装入12厘米×12厘米大小的袋内，分别覆盖脐部和腰部（以命门、肾俞为主），连续佩戴，临睡前可用热水袋盖在袋上加温。料粉1个月更换1次，3个月为1个调养周期。

◎ 吴茱萸贴法

【组成】 吴茱萸10克，醋3克。

【用法】 将吴茱萸捣烂，用醋调贴敷于足底涌泉穴，外用胶布贴住，每日换2次。此法对糖尿病合并高血压、牙痛、赤眼等症有特殊效果。

◎ 贴玉簪叶法

【组成】 鲜玉簪叶 5 ~ 6 片。

【用法】 先用清水把脚洗干净，然后将鲜玉簪叶 2 片遍贴肿胀处，外穿宽松袜子或用纱布将足部包裹，连贴数日。此法对糖尿病合并足癣症有显著效果。

♥ 爱心小贴士

贴敷都有哪些注意事项？

（1）对久病体弱、消瘦，以及有严重心脏病、肝脏病等的糖尿病患者，使用药量不宜过大，贴敷时间不宜过久，并在贴敷期间注意病情变化和有无不良反应。

（2）对于孕妇、幼儿，应避免贴敷刺激性强、毒性大的药物。

（3）对刺激性强、毒性大的药物，贴敷穴位不宜过多，贴敷面积不宜过大，贴敷时间不宜过长，以免发泡过大或发生药物中毒。

（4）对于残留在皮肤上的药膏等，不可用汽油或肥皂等有刺激性物品擦洗。

第九节　　敷　脐

一、敷脐调养糖尿病机制

敷脐又称脐疗，从严格意义上讲，它是贴敷法的一种。脐疗法是将药物贴敷于脐部（神阙穴），通过脐部吸收或刺激脐部以达到治疗疾病的功效。脐疗法通过皮肤吸收药物，药物极少通过肝脏，也不经过消化道，一方面可避免肝脏及各种消化酶、消化液对药物成分的分解破坏，从而使药物保持更多的有效成分，更好地发挥作用；另一方面也避免了因药物对胃肠的刺激而产生的一些不良反应。

二、糖尿病敷脐方

◎ 消风散

【组成】　当归 30 克，生地黄 30 克，防风 30 克，蝉蜕 30 克，知母 30 克，苦参 30 克，胡麻仁 30 克，荆芥 20 克，苍术 30 克，牛蒡子 30 克，石膏 30 克，甘草 15 克，木通 15 克。

【用法】　将上述材料共研成细末，每次取 5 克用酒精调和敷脐，外用胶布固定，每日更换 1 次。此方对糖尿病合并皮肤瘙痒、风疹等有明显效果。

◎ 十味消渴膏

【组成】　生石膏 50 克，知母 20 克，玄参 10 克，生地黄 6 克，党参 6 克，黄连 3 克，天花粉 2 克，粳米少许。

【用法】　将上述材料共研成细末，每次取料粉 250 毫克，加入二甲双胍 40 毫克混合研匀，然后将混合料粉纳入患者脐孔，盖以棉球，外用胶布固定，每 3 天更换 1 次。

◎ 上消敷脐糊

【组成】　天花粉 30 克，生萝卜、鲜藕各等量。

【用法】　取天花粉研成细末，然后取生萝卜、鲜藕各等量共捣取汁，与天花粉末调和成糊状，敷于脐部，外用塑料薄膜和胶布固定，每天更换 1 次。

◎ 中消敷脐糊

【组成】　石膏 30 克，黄连 10 克，麦冬 10 克，天花粉 60 克，山药 60 克，芒硝 10 克。

【用法】　将石膏、黄连、麦冬、芒硝共研成细末，山药、天花粉水煎取浓汁。然后将料末与煎汁调和成糊状，取适量敷于脐部，外用塑料薄膜和胶布固定，每天更换 1 次。

◎ 下消敷脐糊

【组成】 黄芪 30 克，太子参 15 克，生地黄 20 克，黄精 15 克，荔枝核 60 克，山药 60 克，天花粉 60 克。

【用法】 将前 4 种材料混合研成细末，后 2 种材料水煎取浓汁。然后将料末和煎汁调和成糊状，取适量敷于脐部，外用塑料薄膜和胶布固定，每天更换 1 次。

第十节　　温　熨

一、什么是温熨

温熨是中医传统的自然疗法之一，是以具有一定温度的物体或是加热后的药物置于人体的特定部位，运用温热来刺激人体机能的发挥，从而达到调养疾病目的的一种方法。

二、糖尿病温熨方

◎ 盐熨法

【组成】 大青盐 500 克，花椒 20 克。

【用法】 将大青盐混合花椒炒熟后装入布袋，用绳子将袋口系紧，置于腹部、腰部或四肢关节处。

【功效】 温通经络，活血行气，散寒止痛。

◎ 蚕沙熨法

【组成】 晚蚕沙 500 克，黄酒 200 毫升。

【用法】 将晚蚕沙与黄酒拌匀，分装在两个布袋里，放在锅内蒸10 分钟后取出趁热置于脘腹、四肢及腰部。

【功效】 温通经络，调理脏腑，祛风散寒。

温熨都有哪些注意事项？

（1）温熨过程中，药物或其他物体的温度不能太高，要防止烫伤等事故发生。

（2）阳证、热证、实证以及疮疡、疖肿等禁用温熨疗法。

第七章

调养 糖尿病的生活

华盖

中脘

梁门

气海

中极 关元

第一节　心理调养方法

一、心理调养法调养糖尿病的机理

情绪因素在糖尿病的发生及发展过程中起着较为重要的作用。正常人在情绪紧张时也会出现血糖、尿糖以及酮体含量增加的情况。当情绪平静下来时，血糖、尿糖以及酮体也恢复到正常水平。

糖尿病患者在发病前，往往经历了生活中的特殊事件，导致情绪出现激烈的反应，如失恋、亲人去世等，这些都容易导致情绪的波动，产生不良反应。目前，医学界对于情绪紧张能够促使糖尿病发展和恶化的作用是比较肯定的。

糖尿病患者在情绪紧张时要比平静时消耗更多的葡萄糖。当患者情绪安定时，病情常可缓解，而在焦虑、抑郁、愤怒以及紧张等情绪紧张时，病情会加剧或恶化。糖尿病在治疗上病程较长，对生活影响较大，所以疾病本身也成为一种不良刺激，使患者情绪不稳定。患者常常出现愤怒、抑郁、失望、无助、悲哀以及苦闷等情绪反应，对未来失去信心，对社会的适应能力下降，甚至会出现轻生行为。这一切情绪的反应，反过来会使糖尿病的病情加重，形成恶性循环。

患者的情绪调节应由两方面入手：

（1）使用心理学技术对情绪进行调控。

（2）通过控制病情的发展来影响患者情绪。

当患者病情变坏或恶化时，常会导致不良情绪反应更严重，控制病情是很好的心理治疗，能使患者增强战胜疾病的信心。此后可再结合使用简易心理疗法、自我松弛训练以及生物反馈等技术控制情绪。只有这两方面有机结合进行，才能收到好的效果。

在进行心理调养时，要注意了解导致患者情绪反应的原因，通过耐心说服使患者改变对糖尿病的悲观认识，充分发挥患者的主观能动性，使患者参与疾病的治疗过程，并建立起正确的疾病观。

二、心理调养法的重要性

现代医学及心理学研究证明，许多疾病的发生与不良心理因素有着密切关系。糖尿病是一种多因素导致的身心疾病，其中心理状态对病情有着重要的影响。因为不良的心理与情绪会使人体内产生各种应激性激素，从而导致神经系统、骨骼肌肉系统、内分泌系统、生殖系统等功能出现相应的生理变化，造成疾病的产生。诱发糖尿病的心理因素主要有不良情绪及心理应激两方面。

◎ 不良情绪

糖尿病的发生及发展同不良情绪有着密切的联系。生活中的不良情绪会影响人体的糖代谢水平，当情绪波动过大时，会出现不同程度的血糖升高。血糖升高又使人烦躁不安、情绪不稳定，使人体对血糖更加难以控制。比如愤怒会导致肝脏的疏泄功能失调，肝糖原储备能力下降，从而导致血糖升高；而过于忧虑会使脾胃运化失健，致使胃肠蠕动和消化腺分泌受抑制，甚至还会造成神经系统功能的失常，导致内分泌系统紊乱，这些都不利于血糖的控制。

◎ 心理应激

心理应激是指人体在特殊情况下所出现的不良心理表现。造成糖尿病产生与发展的另一方面的因素就是心理应激。研究表明，心理应激为糖尿病致病的一种主要应激原，反过来，当糖尿病患者处于长期治疗过程中时，又会容易使其处于心理应激状态，非常不利于疾病的治疗。

有些糖尿病患者在治疗过程中，需要改变自身长期已经形成的饮食及生活习惯等，也容易导致患者心理状态的变化，出现各种不良心理，这对糖尿病的治疗非常不利。

从上述可以看出，不良的心理状态与糖尿病的发生、发展有着密切的关系。因此，心理调养对糖尿病的预防与调养就显得十分必要。但是，在过去对糖尿病的研究和治疗当中，只是单纯认为糖尿病的产生是由于遗传基因的障碍、免疫功能低下以及胰岛素抵抗等原因导致的，往往忽视了社会环境对患者心理所造成的影响这一方面的原因。所以，单纯地进行药物治疗效果并不十分理想。

对糖尿病的研究越深入，就越能证实心理调养是糖尿病治疗过程中一个不可或缺的重要环节。恰当的心理调养能够改善糖尿病患者在发病过程中的紧张、压抑以及烦躁等不良情绪，使患者能够在积极、乐观的心态下接受治疗，达到事半功倍的疗效。

三、糖尿病的心理调养法

对糖尿病患者进行心理调养包括以下几个方面：

◎ 闲聊谈心法

医护人员可通过闲谈、聊天的方式，了解糖尿病患者的所思所想，摸透其心理活动的特点，做到心中有数，进而有针对性地引导消除患者的各种消极思想，帮助患者建立良好的心理状态，为治疗糖尿病做好心理上的准备。

◎ 支持性心理调养法

医护人员要根据糖尿病患者的疑惑，进行针对性的开导，把相关的医学知识传达给患者，使其明白疾病的相关原理，甩掉思想包袱，增强信心。同时应注意多给患者一些鼓励与安慰，可适当向患者作一些保证等，加强与患者的沟通与交流。

◎ 说理开导法

把一些不良情绪不利于糖尿病治疗的危害，通过说理的方式让患者认知，使其清楚地认识到其中的利害关系，从而引导和帮助患者自觉地培养良好的心态，戒除一些不良的习惯和情绪，使其心情得以平静，保持愉快。

◎ 认知疗法

治疗糖尿病首先得让患者知道糖尿病是怎么回事，所以先得进行相关知识的教育。医护人员或家属应向患者介绍糖尿病的性质及治疗方法，使其明白如何防治、如何自我调整，提高患者自控能力，配合医护人员以提高治疗的效果。

◎ 瑜伽辅助调养法

糖尿病患者可以通过下面这套瑜伽训练放松身心，缓解心理压力。

1. 第一阶段

（1）准备：先找一个安静的环境。患者取卧位，采取舒适放松的姿势。检查全身是否完全放松，依次顺序为：头顶→前额→双侧眼皮→面部→下巴→颈部→双肩→双上肢→双前臂→手指→胸部→腹部→双大腿→双小腿→双踝部→足趾。反复3次。

（2）开始：轻而长地吸气，直到吸不了为止；慢慢地呼气，呼到呼不出为止。吸气时想"吸"；呼气时想"松"，同时感觉到身体向下沉。注意这种呼吸方式不是深呼吸。

（3）次数：每天1～2次，每次呼吸10～20遍，因为第一阶段是训练的基础阶段，只有在反复练习15天之后，且呼吸能达到一次完成20遍的标准时，才可进行第二阶段的训练。

2. 第二阶段

（1）准备：同"第一阶段（1）"。

（2）开始：复习第一阶段的练习20次。吸气时由轻到重，由浅入深，同时绷紧全身肌肉，待僵直到极点后开始呼气，并把全身肌肉彻底放松，呼气时同样想"松"。

（3）次数：每天1～2次，每次20遍。20天之后可以进行第三阶段训练。

3. 第三阶段

（1）准备：同"第一阶段（1）"。

（2）开始：复习第一、第二阶段的练习。慢慢地吸气，之后屏气（憋气），憋到憋不住为止，以最慢的速度呼气，直到呼到呼不动为止，再重新吸气、屏气。

（3）次数：每天 1 ～ 2 次，每次 20 遍。

当能达到第三阶段要求时，就能够随时随地放松身体，以达到调节情绪、解除心理紧张的目的。

第二节　音乐调养方法

一、音乐调养法调养糖尿病的机理

音乐调养法就是通过欣赏音乐或参与音乐的学习、排练和表达，进而调节情志，使人心情舒畅，促使病体顺利康复的一种调养方法。

音乐调养法是通过生理和心理两个方面来治疗疾病。一方面，音乐的频率、节奏和有规律的声波振动，可影响人的脑电波、心率、呼吸节奏等生理上的反应，促使人体分泌一种有利于身体健康的活性物质，可以调节体内血管的舒缩和神经传导；另一方面，音乐能改善人们的情绪，激发人们的感情，振奋人们的精神，消除紧张、焦虑、忧郁、恐怖等不良心理状态。音乐调养对糖尿病的调养机理具体如下：

◎ 调节心神，改善功能

音乐对人的大脑边缘系统和脑干网状结构等部位有直接影响，而人脑的这些部位有调节内脏和身体的功能。音乐通过影响人脑的这些部位可以改善人的神经系统、心血管系统、内分泌系统和消化系统的功能。另外，音乐能够有效调整人的心理状态。如当糖尿病患者精神不振或闷闷不乐时，节奏明快的、富有生气的音乐就能振奋其情绪，使患者从压抑的情绪中解脱出来；疲劳时，如果放一些节奏鲜明、情绪奔放的音乐，能帮助大脑休息，使人迅速恢复清新的感觉。

◎ 调整血脉，促进循环

音乐的活动中枢在大脑皮质右侧颞叶，轻松、欢快的音乐能促使人体分泌一些有益于健康的激素、酶、乙酰胆碱等活性物质，从而调节血流量和兴奋神经细胞，促使血脉运行畅通，达到调养疾病的目的。曾有专家让糖尿病患者每天听半小时瑜伽音乐、五行音乐，并将音乐的脉冲转换成弱电频刺激患者的足三里、三阴交、胰俞等穴位。一段时间后，专家发现患者的血糖水平、胰岛素用量、情绪障碍的改善明显优于单纯使用药物治疗的患者。可见，音乐能够有效调节糖尿病患者的内分泌机制，使血糖下降。

◎ 安神催眠，改善睡眠

音乐的安神催眠作用极为明显，许多伴有失眠或抑郁、焦虑的糖尿病患者都可采用音乐疗法达到促进睡眠的效果。在入睡前，聆听一些节奏舒缓、安静的音乐，可以有效改善糖尿病患者的睡眠质量。

◎ 消耗体能，瘦身减肥

音乐调养法能够使糖尿病患者体重下降，有效降低糖尿病及其并发症所导致的风险。有实验证明，进行了某种"音乐疗法"的人，体重每个星期可以下降 0.91 千克。

二、糖尿病的音乐调养法

音乐调养法主要有 3 种，它们分别是主动性音乐调养法、被动性音乐调养法和综合性音乐调养法。音乐调养法一般以 30 天为 1 个调养周期，每天进行 2 ~ 3 次，每次 1 小时左右。

◎ 主动性音乐调养法

主动性音乐调养也可称参与式音乐调养，是指患者不仅仅是被动地听，而且要亲自参与各种音乐活动。有条件的患者可参与演唱、演奏、作词、编曲等音乐过程，以此来宣泄由疾病带来的忧郁情绪，调节情绪，激发身体中的抗病潜能，保持良好的精神状态，增强战胜疾病的信心，从而促进疾病的康复。

◎ 被动性音乐调养法

被动性音乐调养又称作接受式音乐调养，是指让患者静心听一些与病情相应的音乐，在欣赏音乐的过程中，通过音乐的旋律、节奏和音色等因素影响其神经系统，使其调和平衡，摆脱焦虑、紧张等情绪，从而达到调养作用。在音乐的选择上要格外注意，应选内容健康、节奏明朗、旋律优美、声音和谐的音乐。还要根据患者的具体情况对症应用，不但要考虑患者的个性、职业、修养等因素，还应考虑患者的情绪状态，所选择的曲子应适应患者的情绪。只有针对患者的不同情况使用不同类型的音乐来调节，才能收到较好的效果，达到治病康复的目的。

◎ 综合性音乐调养法

综合性音乐调养是指将音乐与其他调养方法相结合，如国内的音乐导引气功疗法、音乐电疗法，国外的音乐心理理疗法等。有一些方法必须借助音乐治疗仪才能实施，如音乐电疗法就是通过仪器将音乐信号转换成电流，通过极板作用于人体。

三、糖尿病的音乐调养处方

◎ 宁心安神方

现代生活节奏的加快，使得精神紧张、焦虑成为一个普遍存在的问题。而长期的焦虑、精神紧张又是诱发糖尿病的重要情志因素之一。所以，当糖尿病患者出现焦虑不安、烦躁不宁、头痛失眠等症状时，可以选用一些节奏徐缓、旋律典雅清幽的乐曲，如《春江花月夜》《平湖秋月》《关山月》《二泉映月》《梅花三弄》《梦幻曲》等，以舒缓紧张、稳定情绪。

◎ 振奋提神方

糖尿病患者精神不振的时候，其生理代谢活动可能发生紊乱，长期如此，会造成糖代谢失衡。因此，当糖尿病患者悲观失望、精疲力竭、心灰意冷时，应选用一些节奏鲜明、高亢激昂的乐曲，如《狂欢》《欢乐颂》《霹雳行》《大刀进行曲》《黄河大合唱》《解放军进行曲》等，以提高患者精神。

◎ 疏肝散郁方

抑郁心理容易引起血糖代谢紊乱，对糖尿病治疗十分不利。因此，当糖尿病患者出现忧郁、焦虑状态时，可选用一些节奏活泼、富有生气、旋律流畅的乐曲，如《春天来了》《喜洋洋》《高山流水》《雨打芭蕉》《阳关三叠》《春风得意》等，以帮助患者从压抑的情绪中解脱出来。

◎ 醒脾开胃方

对一些厌食、消化不良的糖尿病患者，在其就餐时可播放一些形式简洁、细腻动听的乐曲，如《花好月圆》《彩云追月》《平湖秋月》等，使患者心平气和地进食，增进其食欲，增加其消化液的分泌，从而促进脾胃的运化、吸收功能。

◎ 平肝潜阳方

对于一些肝火旺盛、心情狂躁、容易愤怒的糖尿病患者，可以选用一些低沉伤感、凄凉悲哀的乐曲，如《江河水》《汉宫秋月》《三套车》、《塞上曲》等，以抑制其狂躁、愤怒的情绪，减轻精神亢奋度，使情绪平静下来。

四、音乐调养法的实施方法

糖尿病的音乐调养必须根据患者不同的年龄、病情、情绪而有所选择。

（1）如果患者感到疲劳，可听一些节奏鲜明、情绪奔放的幻想曲来帮助大脑得到休息，使大脑迅速恢复清新的感觉。

（2）如果糖尿病患者厌食，就餐时可播放一些形式简洁、细腻动听的即兴曲，这样既能使患者心平气和地进食，又能增进食欲，增加消化液的分泌，有利于消化。

（3）如果糖尿病患者精神不振或闷闷不乐，可听一些速度较快、富有生气的诙谐曲，或节奏活泼、旋律流畅的圆舞曲，此类音乐能帮助患者从压抑的情绪中解脱出来。

（4）如果糖尿病患者未老先衰、常感叹岁月不饶人，可多听一些格调高雅、充满浪漫色彩的夜曲或旋律优美的船歌，可以使患者感到心神爽朗，促进血脉畅通。

（5）如果糖尿病并发高血压，则可每天听一听平静舒缓、朴实自然的牧歌，有助于血压下降并保持稳定。

❤ 爱心小贴士

糖尿病患者进行音乐调养时有哪些注意事项？

（1）不要太依赖音乐调养，音乐调养只是一种辅助治疗，对于那些病症比较严重的患者应以药物治疗或其他疗法为主。

（2）对患者进行音乐调养之前，医护人员最好先作一番描述或讲解，以帮助患者更好地融入其中，发挥音乐调养的最佳功效。

（3）不可选择患者不喜欢听或听烦了的乐曲，不然是达不到调养效果的。同时应注意，要根据患者的精神状态选择适当的音乐。比如对抑郁症患者，若放一些压抑、低沉的曲子，不但达不到治疗效果，反而会使其抑郁程度更加严重。

（4）可经常调换乐曲，因为一支曲子听久了后会失去兴趣，换一支同样类型的新曲子则能产生较好的效果。

第三节　起居调养方法

起居调养是指通过合理的、科学的生活方式来达到促进人体健康、调养疾病的目的。糖尿病的发生、发展及愈后转归与生活起居密切相关。因此，糖尿病患者的起居调养在其康复过程中占有非常重要的地位，应引起高度重视。

一、日常生活起居

◎ 环境

居室环境包括以下 2 方面的内容。

（1）居室空间　居室应尽量宽敞舒适，即使条件有限、居室狭小，也应做到整洁宁静、光线充足、通风良好。

（2）居室四周墙壁色彩　有学者研究认为，糖尿病患者工作、生活、治疗的周围环境色彩以淡绿色为宜，以淡米色为最理想颜色，因此类颜色可使患者心情安定，感到亲切温暖。但不宜用红色、黄色，这些色彩可使患者产生急躁心理。

此外，家庭成员之间要互相体贴、关照，努力营造一个充满亲情与关爱的居住生活环境，有利于患者康复。

◎ 睡眠

中医古典医籍《黄帝内经》中说："阳气尽阴气盛则寐；阴气尽而阳气盛则寤。"就是说，随着人体阴阳消长的变化，阳消阴长时则眼闭欲寐；阴消阳长时则眼睁欲寤。睡眠应安排在每天相对固定的时间里，一般情况下，糖尿病患者不宜在夜间进行工作，晚间就寝不宜太迟，以 21 时前就寝为好，白天午间再睡 1 小时左右。但上述时间不是绝对的，应根据糖尿病患者的体质和特点所决定，总的原则是以睡眠充足而不过分为适宜。

要想有一个好的睡眠，就必须有一个适于就寝的环境，房间内以不安装空调设备为宜。这是因为用空调后室内空气湿度会发生改变，糖尿病患者会因此感到口渴不适、头昏眩晕、神倦乏力。

床铺的摆设以南北方向为好。睡眠时要避免受寒，忌卧处有风，但也要注意紧闭门窗会使空气浑浊，对人体健康不利。糖尿病患者可使用药物保健枕头，这是因为在枕头内放入适量的天然药物会有一定的保健作用。

睡眠差的糖尿病患者要注意睡前调理。就寝之前要尽量保持卧室内安静，室内光线宜暗淡。晚餐和睡眠之间应间隔一段时间。晚上进食、喝水都不要太多，因为胃中饱胀容易使睡眠不安。睡眠前不要多说话，更不要与家人发生争议，恼怒、思虑、悲愤、大喜等情志或唱歌跳舞等行为都会影响入睡。就寝前可缓慢散步片刻，或做叩齿、咽唾等集中意念的动作，使情绪平和、身心放松，这样均有利于入睡。睡前还可用温水洗足，推拿足心涌泉穴。睡眠差的患者往往在临睡前有紧张的心理，害怕晚上又不能入睡。对于有这样心理的患者，更应在心理上加以放松，甚至可抱持"今晚就是通宵睡不着也无妨"的念头，或许反而会有良好的睡眠。

◎ 情绪

避免劳累和情感应激反应。中、老年人的 2 型糖尿病是一种虚损性疾病，患者体质下降，因此，患者在日常生活工作中要注意避免劳累，避免晚上开夜车、加班加点熬夜工作。

2 型糖尿病也是一种与应激相关的躯体疾病，其发生、发展及转归与情感应激反应有密切关系。糖尿病患者在日常生活中要力戒不良情感应激反应，忌大悲、大喜，更不能恼怒、发脾气。生活中遇到不顺心的事，要克制自己，可采取听音乐、读书、吟诗、到郊外散步、外出旅游、与朋友谈心等方式加以排忧去烦，使心情平静，善待一切。以慈悲之心，容难容之事；以宰相之量，容天下万物。

◎ 排出毒素

体内毒素蓄积可引发许多慢性病变，使人体代谢所需要的各种生物酶的活性降低，是糖尿病患者病情进展甚至恶化的重要原因。所以，糖尿病患者一定要定期排便，防止便秘。要做到定期排便，防止便秘，排出体内毒素，应采取以下有效措施。

（1）每天清晨喝两杯温开水。

（2）每周两天完全素食。

（3）保持心情愉快，避免情绪压力。

（4）常吃以下 7 种排毒食品。

① 苹果：苹果中含有丰富的纤维素，能通畅大便，减少肠道废物和毒素积聚。

② 海带：海带中含有丰富的海带胶质，能促使人体内放射性物质和毒素排出体外。

③ 黑木耳：黑木耳生长在背阴潮湿的环境中，含有丰富的膳食纤维，有良好的降脂功效，能清除血液中的热毒。

④ 蘑菇：蘑菇排泄毒素的能力很强，是净化血液的"高手"。

⑤ 绿豆：绿豆味甘性寒，有良好的解毒、降脂、通便之效。

⑥ 新鲜蔬菜：各种新鲜蔬菜中含有大量的碱性成分，可溶解沉积在细胞中的毒素，使之随尿排出，是极佳的血液"净化剂"。

⑦ 茶叶：茶叶中含有丰富的生物活性物质——茶多酚，具有良好的降脂、降糖、解毒之功效。

◎ 戒烟、酒

对普通人尚且有一定害处的酒和烟，对糖尿病患者更是有害的。

饮少量的酒对糖尿病患者的病情一般不会出现不良影响，但是患者如果想饮酒，应该和医生商量后按医生要求饮用。内服降血糖药的患者饮酒时，可能会出现严重的头晕现象；有的患者在饮酒精饮料后，会出现低血糖症；大量饮酒还会造成血糖紊乱；即使没有肝脏疾病的患者，大量饮酒也会出现葡萄糖利用率下降的情况。

对于糖尿病患者来说，香烟中的烟碱可以刺激肾上腺激素的分泌，使血糖升高。少量的烟碱有兴奋中枢神经系统的作用，大量的烟碱则可抑制或麻痹中枢神经，对糖尿病患者极为不利。吸烟可因刺激末梢血管的收缩，而直接影响胰岛素的吸收。临床观察发现，1 型糖尿病患者中，吸烟者比不吸烟者要多注射 15% ～ 20% 的胰岛素才能有效控制血糖。

因此，糖尿病患者尤其是依赖胰岛素治疗的患者更应尽早戒烟。

二、四季养生起居

◎ 春季

　　春天为万物生发的季节，也是人体新陈代谢开始旺盛的时候。春季的气候环境对人体气血津液的化生最有利，同时也可以充养组织器官。春季糖尿病患者的饮食应该清淡爽口，可以适当吃一些温性食品，如葱、姜，这些温性食品既能保护身体之阳气，又可以助升春阳之气。但不可多食以防耗伤津液，更不可食用大热及过度辛辣食品，例如羊肉、牛肉以及辣椒等。

　　在春光明媚的日子里，糖尿病患者可以多出去散步、郊游、登山或者慢跑，多进行室外运动，去拥抱春天、拥抱大自然，充分享受阳光和新鲜空气。要确保充足的睡眠和休息，避免情绪压力，保证饮水充足，和大自然融为一体，去吸取大自然的活力，到大自然中去得到快乐、获得自信、恢复健康。

◎ 夏季

　　夏季为四季中阳光最强、万物繁荣，且生机勃勃的季节，也是人体新陈代谢最旺盛的季节。此时，人体存在着阴精伏于内，阳气发于外的特点。夏日里烈日炎炎，动则汗出，中医理论认为，多汗会导致心气耗伤、津液亏损。此时调养应注意如下几点。

　　（1）在饮食方面　应注意健脾益气、清热消暑。应选择清凉爽口、少油腻、易消化之食物，少吃苦寒食物以防损伤胃气和阳气。要注意适当补充水分、盐分以及维生素，以达清热解暑之效，例如可以多喝一些绿豆汤及赤小豆汤，吃一些西瓜等。

　　（2）在起居调养方面　应注意避免在烈日当空、酷热气盛之时外出活动，应早起、晚睡，增加和延长午睡（休）时间。但不可让电扇直吹，或者卧居在潮湿之处，也不可久坐于石凉之地，以防寒邪侵袭，汗液太泄，遗留后患。可用扇子轻摇以降温消暑。还要注意保护皮肤，多洗澡，勤换洗衣衫、内裤。洗澡应该用热水或温水，既可以消除疲劳，又能使人感到舒适。

（3）在精神调养方面　要注意做到心平气和、快乐欢畅，使气机宣通、心神得养，使人充满生机和活力。

◎ 秋季

秋季是收获的季节，秋高气爽，天高云淡，田野里果实累累，五谷丰登。在这样的季节，糖尿病患者如果能走向田野、走向大自然，登高远望，定有心旷神怡之感，定有丰收喜悦之欢。患者也可以赏月、赏菊、观花、钓鱼，对生活充满乐观及自信，对人生充满幸福和自豪，这样也有利于调动体内一切有利于抗病的积极因素，十分有利于患者的康复。

从中医的观点来看，秋季阳光渐收，阴气渐长，气候由热转凉，是阳消阴长的过渡阶段。秋季气候干燥，易损耗津液，而且秋燥伤肺易致咳嗽。晚秋时节，万木凋零，秋风扫落叶，又可使人悲伤惆怅、心绪烦躁、情绪不稳定。这对于糖尿病患者病情的缓解及稳定都会带来一定的不利影响，此时患者的起居调养应注意下列几方面问题。

（1）饮食方面　因秋燥易伤津液，所以饮食上要注意选用滋阴润肺、生津止渴的食品，例如苹果、山楂、大枣、枸杞、麦冬、百合、沙参、芝麻、莲藕、蜂蜜等。可以多食用枸杞粥、莲子粥、百合粥等；忌多食辛辣刺激性食品，由于辛辣之品多属热性食物，可耗伤津液，并致肝气郁结，故对病情的缓解和稳定不利。也可适当吃一些酸性的果品、蔬菜。

（2）起居和运动方面　要注意合理安排睡眠，预防感冒，适时增减衣服。秋燥易伤肺、易伤阴，故在运动时要注意适度原则，忌大汗淋漓以致津气耗伤、水分丢失。运动可以选则散步、做早操、快步走等形式，并且应选择在风和日丽、阳光充足的天气到室外活动、享受阳光。忌在大风或阴雨天气在室外活动，以防止感冒。此外，被褥也要勤晒。

冬季是四季中最冷的季节，此时阳气衰微、阴气极盛。糖尿病患者在此季节应保养精神、安定情绪，可以坚持室内锻炼、欣赏音乐或与亲朋好友闲谈聊天，使日常生活充实丰富而又充满乐趣。在饮食方面，以保阴潜阳为原则，可以吃甲鱼、鸡、藕、银耳、兔肉、芝麻、核桃等食品；可以多喝一些热粥；可以多摄取一些蔬菜，如胡萝卜、白萝卜、大白菜、菠菜、绿豆芽、黄豆芽等。但不要食燥热的食物，如各种烧烤、烤羊肉、烤牛肉等。吃饭时宜趁热食用，忌吃生冷食物，防止损伤脾胃。

参 考 文 献

1. 陈伟 . 糖尿病防与调 . 南京：江苏科学技术出版社，2015

2. 张彩山 . 糖尿病饮食调养全书 . 天津：天津科学技术出版社，2014

3. 杨建宇 . 糖尿病家庭防治与调养 . 北京：中国中医药出版社，2013

4. 向红丁 . 糖尿病日常调养专家指导全方案 . 北京：电子工业出版社，
2013

5. 马艳茹 . 糖尿病正确防治与生活调养 . 北京：中国中医药出版社，
2013

6. 易磊 . 糖尿病防治调养一本通 . 上海：上海科学技术文献出版社，
2011

7. 姜峰 . 中医调养糖尿病 . 北京：中国轻工业出版社，2011

8. 向红丁 . 糖尿病居家调养自疗金典（修订版）. 青岛：青岛出版社，
2010

9. 于康 . 糖尿病吃什么怎么吃 . 沈阳：辽宁科学技术出版社，2010

10. 魏军平 . 糖尿病治疗调养全书 . 北京：化学工业出版社，2010